W0257627

MONOGRAPHIEN AUS DEM GESAMTGEBIETE DER NEUROLOGIE UND PSYCHIATRIE
HERAUSGEGEBEN VON
O. FOERSTER-BRESLAU UND K. WILMANNS-HEIDELBERG
HEFT 21

DIE INFLUENZAPSYCHOSEN UND DIE ANLAGE ZU INFEKTIONSPSYCHOSEN

VON

PROFESSOR Dr. K. KLEIST
FRANKFURT A. M.

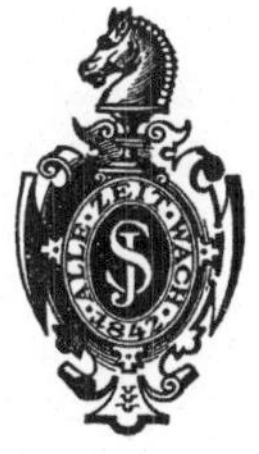

BERLIN
VERLAG VON JULIUS SPRINGER
1920

ISBN-13:978-3-642-88951-6   e-ISBN-13:978-3-642-90806-4
DOI: 10.1007/978-3-642-90806-4

Inhaltsverzeichnis.

Allgemeines, Häufigkeit, Ausbreitung.

Für den Psychiater und Neurologen stellt die Influenzaepidemie von 1918/19 ein großes Experiment der Natur über den Einfluß von Infektionskrankheiten auf das Nervensystem dar. Da ich eine beträchtliche Zahl von Influenzapsychosen beobachten konnte, habe ich versucht, aus denselben und den mir bekannt gewordenen Erfahrungen anderer Beobachter ein Gesamtbild der Grippepsychosen zu gewinnen, und mich bemüht, mit ihrer Hilfe die Lösung der berührten allgemeinen psychiatrischen Fragen zu fördern, wobei ich an frühere Untersuchungen auf diesem Gebiete, über die Choreapsychosen[1]) und die postoperativen Psychosen[2]), anknüpfen konnte. Bonhöffers Lehre von den exogenen Prädilektionstypen und meine Unterscheidung heteronomer und homonomer Symptomenkomplexe war an dem Beispiel der Influenzapsychosen zu prüfen. Ein Vergleich der heutigen Befunde mit den Erfahrungen der vorletzten Influenzaepidemie von 1890/91 muß zeigen, ob man heute die Zustandsbilder psychischer Störung schärfer als damals voneinander zu sondern vermag und imstande ist, besser als vor 29 Jahren das Wesen einer Influenzapsychose aus Symptomengestaltung und Eigentümlichkeiten des Verlaufs zu erkennen und von anderen Erkrankungen, besonders den endogenen Krankheitsarten, zu trennen. Damit hängt eng zusammen die Frage, ob und in welcher Richtung die Influenza andersartige Erkrankungen auszulösen imstande ist. Gemessen an der allgemeinen Verbreitung der Seuche wurde nur eine geringe Zahl der Grippekranken psychotisch. Die Disposition zu symptomatischer Erkrankung, über die unser Wissen bisher äußerst dürftig ist, wird darin erneut zum Problem, und — indem ich ein Ergebnis dieser Untersuchungen vorwegnehme — möchte ich den Nachweis einer spezifischen Disposition für Infektionspsychosen als einen Gewinn derselben betrachten.

Während der Influenzaepidemie 1918/19 habe ich in Rostock-Gehlsheim 14 Grippepsychosen gesehen. Mit ihrer Beschreibung verbinde ich die Schilderung von 5 Influenzapsychosen, die ich im Winter 1914/15 und von Herbst 1915 bis Frühsommer 1916 auf dem nordfranzösischen Kriegsschauplatz beobachtet habe. Denn dort traten schon damals influenzaartige Erkrankungen auf, die besonders im Winter 1915/16 in größerer Zahl in unser Kriegslazarett gelangten und meiner Abteilung im ganzen 24 Fälle mit nervösen und psychischen Störungen zuführten.

---

[1]) Kleist, Über die psychischen Störungen bei der Chorea minor. Allg. Zeitschr. f Psych. **64.**

[2]) Kleist, Postoperative Psychosen. Berlin 1916.

Außer den Psychosen bei Influenza sah ich im Felde und 1918/19 an der Klinik zusammen 18 Influenzaneuritiden (schwere und leichte Polyneuritis, Plexusneuritis und Neuritiden einzelner Nerven). Sie sind von Klare veröffentlicht.

Bei 5 Influenzakranken des Kriegslazaretts traten neben leichteren Neuritiden Erscheinungen von Meningitis in wechselnder Schwere in den Vordergrund. In einer Feldbeobachtung des Winters 1915/16 lag eine Myelitis nach influenzaartiger Erkältungskrankheit vor, die unter dem Bilde einer spastischen Paraparese der Beine, Sensibilitätsstörung bis zur Leistenbeuge, Blasenlähmung auftrat und in drei Wochen abheilte.

Enzephalitis sah ich im Felde einmal mit zerebellaren Erscheinungen, zweimal mit Oculomotoriusstörungen, aber ohne Schlafsucht.

Die Economosche Encephalitis lethargica beobachteten wir im Frühjahr 1919 sechsmal. Die Enzephalitiden des Winters und Frühjahrs 1919/20 verliefen teils mit Krampfanfällen, teils mit myoclonischen bezw. choreatischen Erscheinungen, teils unter cerebellaren Symptomenbildern. Veröffentlichung derselben steht bevor. Einen an der Klinik beobachteten Fall von embolischer Hirnerweichung bei Influenza mit aphasischen Störungen hat Frl. Huisken beschrieben.

In den Jahren 1890/91 kam Kirn, der 73 Influenzapsychosen teils selbst beobachtete, teils aus anderen Veröffentlichungen zusammentrug, zur Überzeugung, „daß keine andere Infektionskrankheit in bezug auf die Häufigkeit des Auftretens dem Nervensystem angehöriger Symptome der Influenza an die Seite zu stellen sei". Aus der Epidemie des vergangenen Jahres sind etwa 100 Psychosen bekannt geworden. Es wäre aber falsch, hieraus auf eine noch größere Beteiligung des Nervensystems bei der letzten Epidemie zu schließen. Denn das Interesse an psychiatrischer Beobachtung ist im Laufe der vergangenen 30 Jahre erfreulich gewachsen und hat sicher manchen Krankheitsfall zur Kenntnis gebracht, der früher unbeachtet und unveröffentlicht geblieben wäre. Aber es scheint mir auch, daß Kirn den Einfluß der Influenza auf das Nervensystem überschätzt hat. Wenn man berücksichtigt, daß sowohl 1890/91, wie 1918/19 beinahe die ganze Bevölkerung Deutschlands Grippe durchgemacht hat, so ist die Zahl der durch die Pandemie verursachten Schädigungen des Nervensystems nicht übermäßig groß, jedenfalls erreicht sie nicht die Zahl der beim Typhus beobachteten psychischen Störungen, die von Bergmann auf 38% angegeben wird. Auch bei der infektiösen Chorea sind nervös-psychische Störungen häufiger: von 154 im Zeitraum von 15 Jahren in die Nervenklinik Halle aufgenommenen Choreatischen, boten 133 (d. h. 86,4%) nervöse bezw. psychische Störungen, wenn man auch die leichteren, mehr affektiven Veränderungen in Betracht zieht.

Außerdem scheint sich die letzte Epidemie hinsichtlich der Beteiligung des zentralen Nervensystems örtlich verschieden verhalten zu haben.

Aus den Veröffentlichungen und aus den mir auf meine Anfrage hin zur Verfügung gestellten Berichten der meisten deutschen Kliniken[1]) ergibt sich folgendes Bild:

---

[1]) Für die freundlichen Mitteilungen sei auch hier herzlich gedankt!

Wien (Hitzenberger) . . . . 45 Fälle
Kiel (Siemerling - Runge) . . 24 „
Freiburg . . . . 17 „
Nürnberg (v. Rad) . . . . . . 15 „
Rostock . . . . 14 „
Königsberg (Meyer) . . . . . 13 „
Schweiz
    Ladame . . . . 10 Fälle
    Notkin . . . . 4 Fälle, die vom Verf. aber nur als ausgelöste, andersartige Psychosen betrachtet werden (s. u.).
    Demole (Bern) . . . . . 7 Fälle
Tübingen (Pässler) . . . . . 8 Fälle. P. führt 19 Psychosen an, die er mit Ausnahme der ersten drei als manisch-depressive Erkrankungen oder als Dem. praec. auffaßt. Diese Deutung scheint mir gegenüber den Fällen 5, 7, 12, 13, 15 nicht genügend begründet; ich komme darauf zurück.

Chemnitz (Weber) . . . . . . 7 Fälle
München . . . . 6 Fälle; die geringe Zahl hängt damit zusammen, daß aus äußeren Gründen infektionsverdächtige Kranke nur mit Vorsicht aufgenommen werden konnten. (Mitteilung von Herrn Geheimrat Kraepelin.)

Berlin . . . . 6 Fälle
Frankfurt (Riese) . . . . . . 5 Fälle
Halle . . . . 4 Fälle
Hamburg . . . . mehrere Fälle
Greifswald . . . . 3 Fälle, außerdem mehrere leichte Depressionszustände, deren Zusammenhang mit Grippe nicht ganz von der Hand zu weisen war.
Göttingen . . . . 2 Fälle (erschwerte Aufnahmebedingungen!)
Breslau (Thiel) . . . . 2 Fälle
Erlangen . . . . 0 Fall in Klinik und Anstalt, dagegen mehrere leichte Fälle in der medizinischen Klinik[1]).
Bonn . . . . nur einige Depressionszustände und einzelne manische Zustandsbilder, deren Zugehörigkeit zum manisch-depressiven Irresein aber nicht ausgeschlossen werden konnte.
Heidelberg . . . . ganz vereinzelte Fälle.
Würzburg . . . . 1 Fall.

Die Influenza hat demnach die größte Zahl von Psychosen in den südlichen und nördlichen Rand- und Nachbargebieten von Deutschland gezeitigt: Wien, Nürnberg, Schweiz und Freiburg, Küstengebiete an der Ost- und Nordsee. Außer den tatsächlichen Verschiedenheiten dürften aber auch die Unterschiede der psychiatrischen Lehrmeinungen ihre Rolle spielen, ebenso das Maß von Interesse, das man an den einzelnen Orten den Infektionspsychosen entgegenbringt. So fällt auf, daß aus Frankfurt 5 Influenzapsychosen beschrieben werden, während im benachbarten Würzburg diese Diagnose nur einmal, in Heidelberg nur ganz vereinzelt gestellt wurde. Ebenso steht Greifswald mit seinen wenigen Influenzapsychosen im Gegensatz zu anderen Seestädten (Kiel, Rostock, Königsberg.

---

[1]) Dabei ist zu beachten, daß die akuten Psychosen von kürzerer Dauer vielfach nicht nach Erlangen kommen, sondern in der psychiatrischen Abteilung in Nürnberg bleiben.

Der erste weniger schwere Anstieg der Epidemie im Sommer 1918 führte uns nur zwei leichte psychische Störungen in die Klinik (Fälle 18, 19). Die meisten Influenzapsychosen traten hier wie an anderen Orten während des zweiten schwereren Anstieges der Epidemie im Oktober und November 1918 auf, (10 Fälle), während zwei Kranke erst von Februar 1918 bis Anfang April 1919 aufgenommen wurden (Fälle 7, 11).

Die Mehrung der Influenzapsychosen beim zweiten schwereren Anstieg der Epidemie läßt eine Beziehung zur Schwere und Ausbreitung der Epidemie erkennen, während im einzelnen Fall kein Zusammenhang zwischen der Schwere der körperlichen Erkrankung und dem Auftreten von psychisch-nervösen Störungen nachgewiesen werden konnte.

Zustandsbilder.

Dämmerzustände.

Fall 1. Karoline Sch., Arbeiterfrau. 32 Jahre.

Nicht belastet, früher gesund. Seit 14 Tagen an Grippe krank, starke Kopfschmerzen. Am 13. XI. 1918, während Pat. allein zu Hause war, plötzliche Todesangst, rief nach ihren Nachbarn, hörte an der Wand klopfen und rufen: „Dat dot bliewen möd, dat wed ich." Ferner: „Möd min Hand mit Metz absnieden und min Mul verbrennen." Pat. weiß noch, daß sie darauf ein Messer aus der Schublade nahm. Für das Folgende hat sie keine Erinnerung. Sie hat sich mit einem Rasiermesser oder Beil die linke Hand in der Gegend des Handgelenks tief durchschnitten und den Stumpf in glühende Kohlen gesteckt, auch glühende Kohlen in den Mund genommen. Sofortige Verbringung in die chirurgische Klinik. Schwere Verbrennung der Zunge. Die linke Hand mußte amputiert werden. Pat. ist 4 Tage lang örtlich und zeitlich desorientiert, schwerbesinnlich und zeitweise ängstlich. Von da an klar, für die Dauer des Dämmerzustandes Erinnerungsverlust seit dem oben angegebenen Zeitpunkt. Temperatur bis 19. XI. um 39°, fraglich, ob von Influenza oder der Verletzung herrührend. In den folgenden Wochen bis Mitte Dezember treten noch ab und zu Anfälle von Herzensangst auf. Von da ab psychisch frei.

Fall 2. Grete K., Kaufmannsfrau. 34 Jahre.

20. XI. 1918 aufgenommen.

Vorgeschichte: Keine Belastung. Früher heiter, sehr gewissenhaft, aber leicht erregbar. In den letzten Jahren viel besorgt um ihren Zustand, fürchtete, wie der Vater herzleidend zu werden. Machte sich viele Gedanken um ihren zum Heeresdienst eingezogenen Mann und um das Geschäft.

Von Mitte Oktober bis 7. November 1918 Grippe. Dann 3—4 Tage leidliches Befinden, war aber sehr matt. Erschrak heftig über den plötzlichen Tod ihrer Aufwärterin, seitdem sehr ängstlich und weinerlich. Selbstvorwürfe. Gleichzeitig trat wieder leichtes Fieber auf (bis 37,8). Wegen Herzschwäche und Herzerweiterung in internistischer Behandlung. Das Fieber verschwand nach 2 Tagen. Nach weiteren 3 Tagen stand Pat. wieder auf. Die Stimmung blieb aber ängstlich und gedrückt. Selbstvorwürfe: sie habe ihre Tochter allein gelassen, habe ihrem Manne nicht gefolgt. In den letzten Tagen versuchte sie ein Fläschchen Strophantustinktur, dann ein Fläschchen Fowlersche Lösung auszutrinken. War sehr vergeßlich, saß verträumt herum, machte im Hause alles verkehrt. Der Schlaf war unruhig, sie saß nachts im Bett, klagte über Kopfschmerzen.

Befund: Ausdruckslose Miene, sehr bewegungs- und wortarm, schwerbesinnlich, schläfrig. Örtlich orientiert. Zeitlich: weiß den Wochentag nicht, zweifelt, ob 1917 oder 1919. Merkfähigkeit stark herabgesetzt. Alle Antworten erfolgen leise, zögernd und langsam. Klagt über Stiche in der linken Schulter und Seite. Stimmung zeitweise ängstlich und ratlos, besonders Äußerungen körperlicher Ratlosigkeit: am Kopfe sei alles so anders, der linke Arm und die linke Hand seien ganz lahm gewesen. Händedruck sehr schwach, kaum fühlbar.

Bei Fragen nach der Stimmung ratlose Antworten: „ich muß wohl eine Enttäuschung gehabt haben".

Körperlich: Leichter Exophthalmus, Schilddrüse etwas vergrößert, fieberfrei.

22. XI. Dasselbe Verhalten. Zeitlich desorientiert: glaubt, es sei heute Weihnachten. Schlechte Erinnerung an die letzte Zeit, sei erst eine Nacht hier. Erinnert sich nicht genau, wann sie die Grippe hatte. Glaubt vom Arzt hergebracht zu sein, während nur ihr Mann und ihre Schwestern dabei waren. Schläft wenig, liegt aber still. Deutliche Ratlosigkeit und leichte Ängstlichkeit. Verkennt ihre Lage; verlangt aufzustehen und sich zu beschäftigen: man liege doch am Tage nicht im Bett. Antworten noch immer sehr verlangsamt und schwerbesinnlich.

24. XI. Derselbe Zustand, starke Hemmung und Schwerbesinnlichkeit. Bildlich dargestellte Begebenheiten werden nur in Einzelheiten, nicht im Zusammenhang erkannt. Sucht auch bei Einzelbildern zuweilen nach dem Wort. Benennt alles erst nach langem Besinnen. Findet die ihr vorgezeigten Bilder komisch. Bei dem Bild Blindekuh:[1] „Da ist ein Mann, der hat die Augen verbunden. Das ist doch traurig." Bei dem Bilde „Zerbrochene Fensterscheibe" ratlos: „Was macht der Mann — die freuen sich — freuen sich doch nicht — ist das aber ein komisches Bild." Starke Ermüdbarkeit, legt schließlich das Bild weg und legt sich zum Schlafen nieder. Mißtrauisch; fragt, was das alles zu bedeuten habe. Bemüht sich vergeblich, die Erinnerung an die letzte Zeit zu klären. Bei einer Blutentnahme sehr ängstlich, redet von Selbstvorwürfen und Selbstmord: „Wenn ich bloß wüßte, was ich für Unrecht getan hätte. Muß ich mir denn das Leben nehmen — einen Kuß hat mir einmal der Schulze gegeben — aber ich war doch meinem Mann getreu —." Sinnestäuschungen bisher nicht beobachtet. Dauernd Klagen über Kopfschmerzen. Versucht sich mit einem Tuche den Hals zuzuschnüren.

30. XI. Stimmung heiterer. Noch immer leicht benommen. Merkfähigkeit schlecht, desgleichen Auffassung, vermag nur 2—4 Zahlen sofort nachzusprechen. Auch mehrere nacheinander ausgeführte Berührungen werden nur bis 4 gezählt; dabei starke Verlangsamung aller Leistungen. Hat sich den Namen von Prof. K. und des Abteilungsarztes noch nicht gemerkt. Starke Vergeßlichkeit auch bezüglich der Tageserlebnisse (Essen, Bad u. ä.). Örtliche Orientierung mangelhaft, weiß, daß sie in Gehlsheim sei, bezeichnet die Wärterin aber nur als „unser Fräulein".

1. XII. Wieder ängstlich und weinerlich. „Ich habe alles Böse getan. Ich habe alles ins Verderben gestürzt." (Wodurch?) „Ich kann mich nicht besinnen." (Warum nachts so unruhig?) „Ich träume, und was ich träume, führe ich aus —" (Was denn?) „Gutes und Schlechtes, und dadurch ist es so spät!" Mehrfach derartige zusammenhanglose Äußerungen. „Helfen Sie doch meinem Mann." Immer leicht benommen und stark gehemmt. Dauernd fieberfrei.

5. XII. Regsamer und besserer Stimmung. Wünscht aufzustehen und bei der Krankenpflege zu helfen. Zeitliche Orientierung besser, gibt das Datum als den 4. XII. an; vermag aber nicht auszurechnen, wie lange es noch bis Weihnachten ist. Nachts noch immer gelegentliche ängstliche und ratlose Unruhe. „Ich bin ja so weit weg — mir ist das alles so im Kopf komisch — so dumpf." Gibt von den Nahrungsmitteln, die ihr Mann ihr mitbringt, viel an die Pflegerinnen ab; das sei viel zu viel für sie, sie sei unwürdig. Stundenweise auf, danach noch immer sehr müde. Weint manchmal.

11. XII. Findet beim Lesen von Büchern und Zeitschriften alles komisch, fragt, was das zu bedeuten habe, regt sich darüber auf, fürchtet, es könnte etwas falsch ausgelegt werden.

14. XII. Lumbalpunktion: Liquor klar. Nonne negativ. Lymphozyten: $^1/_3$ Eiweiß: 1,0 Bakterien: —. Zeitliche Orientierung wieder schlechter, weiß Tag und Datum nicht. Stimmung im ganzen besser.

22. XII. Zustand wechselnd. Gestern abend wieder ängstlich, ratlos, rang die Hände. „Nachts war das so komisch, was war das doch, die Krankenpflegerinnen waren alle hier — ich weiß nicht, was das alles ist." Beantwortet Fragen häufig nicht. Ängstliche Eigenbeziehungen: wenn Pflegerinnen an der Tür vorbeigehen, bezieht sie das auf sich; glaubt auch Mann und Kind draußen vorbeigehen zu hören. Befindet sich in einem traumhaftbenommenen Zustand. Verkennt zeitweise die Personen, man habe ihr von allen falsche Namen gesagt. Die Wärterin S. heiße eigentlich Weber und sei früher bei ihr in Stellung gewesen. Zum ersten Male sind Halluzinationen nachzuweisen; Pat. unterbricht sich im

---

[1] Aus den Anlagen zur Binet-Simonschen Prüfung.

Gespräch, horcht, antwortet: „Ich habe doch nicht gelogen“, hört eine Stimme ihr das vorwerfen. Sie ist jedoch imstande, geordnete Briefe zu schreiben.

29. XII. Stimmung und Bewußtseinszustand wechselnd. Zeitliche Orientierung noch immer mangelhaft. Auffassung und Merkfähigkeit gebessert. Auch das Erkennen bildlich dargestellter Begebenheiten besser, findet aber alles noch komisch. Erinnerungsverlust für die erste Zeit ihres Hierseins. Kennt jetzt den Namen von Professor, Arzt, Oberin usw. Ausgeprägte Ratlosigkeit: „Ein Buchstabe kommt anders heraus, als ich gemeint hatte — es ist alles anders als man denkt und sagt — es summt alles um einen herum — es ist so ganz anders — ich höre immer Geräusche, als wenn man gar nicht still sitze — wenn ich mich hinlege, so ist das so ganz anders, so, als wenn man sich bewegt.“ Alle ihre Äußerungen würden anders aufgefaßt. Es sei alles verkehrt und traurig. Achtet auf zufällige Geräusche, mißdeutet sie in ängstlich-ratloser Weise. Klagen über schwindelartige Empfindungen.

12. I. 1919 gegen ärztlichen Rat vom Mann nach Hause genommen.

Nach Bericht des Mannes vom 6. XII. 1919 zu Hause nach wenigen Tagen geheilt und gesund geblieben.

Fall 3. Landsturmmann Emil Sch. 28 Jahre.

1. V. 1916 Aufnahme ins Kriegslazarett D.

Nach dem Bericht der Kompagnie war Sch. vom 15.—19. IV. 1916 wegen Grippe mit hohem Fieber, Kopf- und Genickschmerzen im Revier; danach beim Dienst körperlich matt, ängstlich, lief während einer Beschießung vom Schanzen davon, wurde von Kameraden zurückgebracht. Saß gestern teilnahmslos vor der Haustür, gab wirre Antworten. Zeitlich nicht genau orientiert, verschwommene Erinnerung für die letzte Vergangenheit, antwortet schwerbesinnlich und unzureichend, kann Unterschied zwischen Korb und Kiste nicht angeben, lacht dabei blöde. Nachher bei der Sensibilitätsprüfung plötzlich verstörtes, schreckhaftes Gesicht, bekommt Tränen in die Augen, springt auf, wehrt ab. Merkfähigkeit herabgesetzt, vermag nur 3 Ziffern nachzusprechen. Aufmerksamkeit bei Unterstreichungsprobe sehr schlecht. Klagen über Kopfschmerzen, schlechten Schlaf. Angaben über seine frühere Vergangenheit rascher und offenbar zutreffend. Will, seitdem ihm 1913 in der Grube Steine auf den Kopf gefallen seien, an zeitweiligen Kopfschmerzen und Aufregungszuständen leiden. Habe in der Aufregung einmal seine Frau geschlagen, ein andermal den Mann geprügelt, den seine verwitwete Mutter heiraten wollte.

4. V. Lebhafter, örtlich und zeitlich orientiert. Aufmerksamkeit und Merkfähigkeit noch stark herabgesetzt, kann kein Sprichwort erklären. Beginnt zu weinen, als er die Musik im Lazaretthof spielen hört. Plötzliche Einfälle: verlangt unvermittelt nach dem Arzt, will sich mit einemmal die Ohren ausspülen lassen, lacht dann selbst darüber. Erinnert sich dunkel, daß er bald nach der Entlassung aus dem Revier beim Schanzen war, die Engländer hätten plötzlich angegriffen, er sei erschrocken.

9. V. Aufmerksamkeit und Merkfähigkeit gebessert. Ratloses Wesen. Schmerzen im rechten Bein, Druckempfindlichkeit der Nervenstämme an den Beinen. Ab und zu leichte Temperatursteigerungen. Bei einer körperlichen Untersuchung gereizt: solches Drücken müsse jedem weh tun, da werde er den Herrn Stabsarzt mal auf die Beine drücken, ob das nicht weh tue. Anfälle von Herzklopfen, Pulssteigerung bis 125, Blässe, Schweißausbruch und Mattigkeit ohne weiteren körperlichen Befund. Will derartige Zustände auch vor dem Krieg schon gehabt haben, besonders nach Aufregungen.

15. V. Wesentlich gebessert. Lebhaftes Wesen, Merkfähigkeit immer noch, wenn auch weniger als anfangs herabgesetzt.

23. V. Psychisch ganz frei, vereinzelt noch Anfälle von Pulsbeschleunigung und Kopfschmerzen.

27. V. Zurückbefördert. — Bis 8. X. 1916 in Heimatlazaretten. Anfangs noch leichte Merkstörung und mangelhafte Antworten bei Urteilsfragen. Puls dauernd beschleunigt und leicht erregbar. Mißvergnügt und gereizt. Einmal ein hysterischer Erregungszustand, schimpfte, warf den Nachttisch um, weil er keinen Urlaub bekam. D. u. entlassen.

Gemeinsam sind den Symptomenbildern dieser drei Kranken die Grunderscheinungen des Dämmerzustandes: Verlangsamung und Erschwerung der Auffassung und der Weckbarkeit der Vorstellungen, wodurch der Eindruck der Bewußtseinstrübung, der Umdämmerung entsteht, ferner Desorientierung über Ort und Zeit, Herabsetzung der Merkfähigkeit, Erinnerungsverlust für die Vorgänge vor der Erkrankung und die Krankheit selbst in mehr oder weniger großem Umfange. Diese Ausfallserscheinungen schwanken, besonders bei Fall 2, zeitlich ziemlich stark.

Die Stimmung, die bei den Dämmerzuständen im allgemeinen keine einheitlichen Veränderungen aufweist, ist bei den Influenzadämmerzuständen durchweg ängstlich-gedrückt. Die Angst überkommt die Kranke häufig anfallsweise. Den schwersten Angstanfall erlitt Frau Sch. (Fall 1) ,die in plötzlicher Todesangst maßlos gewalttätige Selbstbeschädigungen beging, indem sie sich mit einem Beil die linke Hand abschlug, den Stumpf in glühende Kohlen steckte und sich die Zunge mit glühenden Kohlen verbrannte. Diese Handlungen erfolgten unter Mitwirkung befehlender Stimmen. Solche brutalen Selbstverletzungen sind bei Influenzapsychosen wiederholt gesehen worden. Notkin berichtet aus der letzten Influenzaepidemie von einer Kranken (Fall 2), die sich beständig zu erwürgen und zu erhängen suchte und sich mit kolossaler Wut in die Zunge biß. Eine Kranke Hitzenbergers schnitt sich die Kehle durch. 1891 beschrieb Mispelbaum einen Kranken, der sich einen Finger abhackte und sich die Genitalien abzureißen suchte (Fall 4).

Die Brutalität der Affektentladungen zeigt sich zuweilen auch bei Angriffen auf die Umgebung, so bei einem Kranken von Schmitz, der seine Mutter mit einem Beil erschlug. Die Selbstmordneigung ist bei diesen ängstlichen Dämmerzuständen groß: Frau K. (Fall 2), versuchte sich vor der Aufnahme wiederholt zu vergiften und machte in der Klinik mehrfach Anstalten, sich den Hals zuzuschnüren. Nicht immer handelt es sich um einfache Angstanfälle autochthoner Entstehung. Die Stimmung des Soldaten Sch. (Fall 3) war mehr schreckhaft-ängstlich; er lief — aus dem Revier entlassen — während einer Beschießung beim Schanzen davon, war bei der körperlichen Untersuchung schreckhaft und gereizt, bekam einen Zornanfall. Bei Frau K. (Fall 2) verband sich die Ängstlichkeit mit trauriger Verstimmung im Sinne der einfachen Melancholie und entsprechenden Selbstvorwürfen und Unwertsgedanken. Zugleich bestand wie auch im Falle 3 starke Ratlosigkeit: im Kopf sei alles anders, die Untersuchung kommt ihr komisch vor, „ich weiß nicht, was das alles ist.“

Ein gelegentlich bemerktes Symptom sind Gehörstäuschungen. Ich erwähnte schon die im Angstanfall auftretenden zur Selbstverletzung auffordernden Stimmen des Falles 1, die von der Kranken übrigens bezeichnenderweise nur in indirekter Rede wiedergegeben werden konnten, ein Beweis dafür, wie sehr die Stimmen nur als der sinnlich verstärkte Ausdruck ihres angsterfüllten Bewußtseinszustandes aufzufassen sind. Frau K. (Fall 2) hörte gegen Ende der Beobachtung vereinzelte Geräusche und beschuldigende Stimmen.

Im zweiten Falle wurden Eigenbeziehungen und Mißdeutungen beobachtet,

Handeln und Sprechen der Kranken ist im wesentlichen durch die Affektlage bestimmt. Angst kann zu ängstlicher Erregung führen, Selbstmordversuche und Selbstverletzungen ergeben sich aus der Angst, der Trauer, den Unwertsgedanken. Eine selbständige psychomotorische Erregung ist den Dämmerzuständen fremd. Dagegen streifte das schwerbesinnliche Wesen der Frau K. (Fall 2) an eine selbständige stuporöse Bewegungshemmung.

Dämmerzustände sind weder aus der letzten noch der vorletzten Influenzaepidemie als solche beschrieben worden. Ich bin überzeugt, daß sie auch anderwärts vorkamen, aber nicht von ähnlichen Krankheitsbildern, insbesondere den Delirien und Verwirrtheitszuständen, abgesondert wurden. So möchte ich von den Fällen Webers die beiden ersten als Dämmerzustände (mit ängstlicher Erregung) in Anspruch nehmen. Ebenso die Fälle 3 und 7 von Meyer. Einen Dämmerzustand hatte offenbar auch der im Jahre 1890 beobachtete Kranke Ewalds, der vom Schulweg auf den Bahnhof ging, nach Leipzig fuhr und mehrere Tage lang völlig desorientiert war, „eine Beute seiner Delirien", wie sich Kirn ausdrückt. Dasselbe gilt für die kurzdauernde dämmerige Erregung des Beckerschen Kranken, der aus dem Fenster sprang, seine Wunde mit Urin wusch und alle Leute als Hexen verkannte (1890).

Unseren Fall 1 mit den impulsiven Selbstbeschädigungen im plötzlich einsetzenden Angstanfall würde Bonhöffer vermutlich als epileptiforme Erregung bezeichnen. Es geht aber aus Bonhöffers Schilderungen hervor, daß seine epileptiformen Erregungen Dämmerzustände sind, nur ausgezeichnet durch unvermittelten Beginn der Störungen mit starker Angst und Erregung; eine stuporöse Hemmung folgt zuweilen auf den Erregungszustand. Will man diese Krankheitsbilder von den anderen Dämmerzuständen unterscheiden, so kann man von „dämmerigen Erregungszuständen" sprechen, wie ich es bei der Schilderung der Schreckpsychosen[1]) getan habe. Mit der Epilepsie haben sie nur gemein, daß ähnliche Erregungszustände auch bei Epileptikern vorkommen. Bonhöffer selbst hat übrigens vor kurzem zum Ausdruck gebracht, daß die Bezeichnung „epileptiforme Angsterregung" von ihm vielleicht nicht ganz glücklich gewählt war. —

Delirien.

Fall 4. Frau Dr. C. 30 Jahre.

November 1918 an Influenza erkrankt. Auf der Höhe des Fiebers während rasender Kopfschmerzen treten optische Halluzinationen und Illusionen auf. Pat. sieht Teufel, verkennt ihren Mann als Totengerippe. Sieht die Teufel an sie herankommen. Sie wollen ihr das Gehirn herausnehmen. Dabei leichte Bewußtseinstrübung. Dauer nur 3 Tage, blieb in häuslicher Pflege.

Fall 5. Auguste R., Taglöhnersfrau. 54 Jahre.

20. II. 1919 aufgenommen.

Vorgeschichte: Eine Schwester Hysterika (wegen Anfällen hier behandelt). Pat. war früher niemals krank. In der Schule sei sie „schwerlehrig" gewesen. — Anfang Februar Klagen über Schmerzen in der linken oberen Bauchseite, fühlte sich matt. Fieber soll nicht bestanden haben. Genaueres ist über die körperliche Erkrankung nicht zu erfahren. Nachdem Pat. wegen ihrer Beschwerden ins Krankenhaus zu G. aufgenommen worden war, wurde sie nach einigen Tagen ängstlich, glaubte sich von schlechten Menschen und dem Teufel verfolgt. Fürchtete, in ein mit Nägeln ausgeschlagenes Faß gesteckt und gerollt zu werden. Am 18. II. wurde sie „tobsüchtig".

Befund bei der Aufnahme: Temperatur 38,2. Örtlich annähernd orientiert, weiß, daß sie in Gehlsheim ist, hat aber keinen klaren Begriff von G. Zeitlich desorientiert, gibt

---

[1]) Kleist, Schreckpsychosen. Allg. Zeitschr. f. Psych. **74.** 1918.

über die letzte Vergangenheit an, sie sei krank gewesen, hätte Schmerzen in der rechten Schulter gehabt. Erzählt dann von Angstvorstellungen: „Es war so ein Kettenhund an der Türe — es war mir, als wenn ich den Kettenhund sehen täte, ganz gewiß weiß ich es nicht — ich weiß nicht, ob es der Teufel war oder der Kettenhund — ich hatte keine Ruhe im Krankenhaus." Erinnert sich am folgenden Tage, daß sie gestern hergekommen sei. Stimmung sehr ängstlich, fürchtet sich auch hier vor dem Teufel: „Mir ist immer, als wenn der Teufel hier ist — gestern abend brüllte eine Katze, ich weiß nicht, ob er es war." Selbstvorwürfe: sie habe ihrem Kinde nichts zu essen gegeben, und da sei es gestorben. Gott habe ihr gesagt, sie könne nicht in den Himmel, weil sie ihren Mann nicht gut versorgt habe. Der Satan sage ihr, sie komme in die Hölle und solle totgeschlagen werden. Ist gehemmt und schwerbesinnlich. Wiederholt oft, was sie eben gesagt hat mit anderen Worten. Äußert: „Ich will erst zum Krüppel werden und dann nachher wieder gesund." Hörte Stimmen; der liebe Gott sagt, ihr Mann sei gestern gestorben, „aber das ist nicht wahr, er lebt noch". Körperlich außer Temperatursteigerung kein Befund.

23. II. Ruhiger; verschlafenes, etwas benommenes Aussehen. Langsame Antworten. Zeitlich noch desorientiert. Nachts zeitweise ängstlich und bettflüchtig, vermag ihr Geburtsjahr nicht mit Bestimmtheit anzugeben. Viele Selbstvorwürfe, z. T. unsinniger Art: sie habe ihren Sohn nicht auf den rechten Weg geführt, sie habe ihm die rechte Hand geben sollen und habe ihm nur die linke gegeben. Gedankenablauf sehr verlangsamt. Merkfähigkeit herabgesetzt. Weint viel. Temperatur 38—37,8.

27. II. Stimmung gebessert. Ängstliche Verkennungen, sieht in einer Kranken eine „Zigeunerfrau mit braunem Kopf". Örtlich jetzt gut orientiert, zeitlich noch nicht. Keine deutliche Erinnerung an die letzte Vergangenheit. Hält an der Wirklichkeit ihrer Sinnestäuschungen noch fest. Temperatur geringer, 37,5—37,8.

30. II. Nicht mehr ängstlich. Örtlich und zeitlich orientiert. Keine Sinnestäuschungen mehr. Es treten Durchfälle auf. Die Temperatur steigt wieder an.

20. IV. Tod an Herzschwäche infolge von Ruhr.

Sektion: Hochgradige Abmagerung, starker follikulärer Dünndarm- und Dickdarmkatarrh.

Fall 6. Armierungssoldat Otto N. 34 Jahre.

6. III. 1916 Aufnahme ins Kriegslazarett D.

Früher gesund. In der Schule schlecht gelernt, konnte nicht lesen und schreiben. Erzählt unter Tränen: es habe gespukt. 3—4 Männer hätten ihn gepackt, festgehalten und gewürgt; einer schimpfe immer, daß er N. seine Schuhe getragen habe, „das war ein Toter". Dann war er in einem Schiff, das fuhr immer, es ging unter Wasser. Dann war er in der Revierstube, weiß nicht wie lange, die Kameraden wollten ihn dort verhauen.

Bei der Aufnahme Temperatur 37,5. In den folgenden Tagen keine Temperatursteigerung mehr. Atmungsgeräusch rauh, Rachen gerötet. Ziehen im rechten Bein.

Bei der Aufnahme ängstlich erregt, weint, zittert, ist schwerbesinnlich. Örtlich orientiert zeitlich nicht (gibt Januar 1915 an).

8. III. Stimmung freier. Bei Fragen wieder ängstlich. Verschwommene Erinnerung an die letzten Tage, über die er traumhafte, ängstliche Erinnerungsfälschungen, wie bei der Aufnahme, vorbringt.

Bis 15. III. Besserung, aber noch zeitweise, besonders morgens, gehemmt und weinerlich. Mit Lazarettzug in die Heimat. In Reservelazaretten noch bis Ende Mai zeitweilig verstimmt. a. v. Heimat entlassen.

Fall 7. Charlotte K., Architektenfrau. 35 Jahre.

17. I. 1919 aufgenommen.

Vorgeschichte: Eine Schwester war in den Wechseljahren schwermütig. Pat. ist von Natur aus etwas ängstlich, fürchtete sich z. B. auf der Straße leicht vor den Straßenbahnen. Sonst lebhaft, heiter, tätig und gewissenhaft, sehr besorgt um ihren Mann, der magenleidend ist. Schwächlich.

Am 16. XII. 1918 erkrankte sie an Grippe mit Lungenentzündung. Fieber mittags 39°. Nach Abfall des Fiebers große Mattigkeit, Lähmungsgefühl in den Beinen. Seit 20. XII. schlaflos, sah nachts Gestalten, hörte Stimmen, war ängstlich. Seit 24. XII. Selbstvorwürfe;

z. B. sagte sie: „Nun habe ich den kalten Saft getrunken, nun wird die Grippe wieder schlimmer und nun bin ich schuld." War mißtrauisch gegen die Angehörigen und gegen die Zugeherin. Man wolle sie vergiften, schlug den Angehörigen das Essen aus der Hand, verweigerte mehrere Tage die Nahrung. Sie sagte: „Ich bin tot, schon 3 Tage bin ich tot. Ihr seid Verbrecher, ihr könnt mich ja nicht beerdigen lassen." Unorientiert, erkannte selbst den Mann nicht. Am 26. XII. Selbstmordversuch, indem sie sich mit einem Brotmesser die Pulsader am linken Handgelenk aufzuschneiden versuchte. Am 30. XII. in die psychiatrische Abteilung des Krankenhauses Altona gebracht. Dort körperlich sehr erschöpft, andauernd ängstlich, besonders nachts, halluzinierte viel optisch und akustisch, hörte sagen, sie sei eine Verbrecherin, weil sie einen Selbstmordversuch gemacht habe, sie komme deshalb vor Gericht und ins Zuchthaus. Sieht den Zuchthauswärter dastehen. Erkannte die Angehörigen, blieb aber zeitlich und örtlich unorientiert.

17. I. 1919 Aufnahme in Gehlsheim.

Körperlich: Schlanke, blasse Frau in sehr schlechtem Ernährungszustand. Allgemeine Schwäche, taumelt beim Gehen und Stehen. Exophthalmus. Über den Lungenspitzen rauhes Atmungsgeräusch und feinblasige Rasselgeräusche. Starke Schweißbildung, besonders nachts. Kein Fieber.

18. I. Örtlich und zeitlich mangelhaft orientiert: sei hier in Altona. Heute sei der 12. Januar. Schlechte Erinnerung für die jüngste Vergangenheit: sei heute gekommen. Weiß aber von der Grippe, von den Stimmen, die sie gehört hat; sie habe das Gefühl, als wenn alles über ihr zusammenstürze, sei ängstlich. Z. Z. keine Stimmen, habe nur ein Klopfen im Kopf und ein Gefühl, als ob jemand auf Steinplatten gehe. Große Schwäche und allerlei körperliche Klagen.

19. I. In der vergangenen Nacht und auch am Tage ängstlicher. Es habe die ganze Nacht geklingelt. Ihr Mann habe zu ihr gewollt und sei nicht hineingelassen worden. Der Mann werde vergiftet. Wolle zu ihm, um ihm zu helfen. Glaubt immer noch, in Altona zu sein: „Ich möchte zu meinem Mann, es ist ja nur eine Straße weit." Bringt die letzten Erinnerungen durcheinander: ihr Mann habe gesagt, er wolle mit ihr verreisen. Erinnerungsverlust für die Fahrt hierher: „Wir wollen erst nach Rostock, 10,40 geht der Zug." Hält daran fest, daß man sie zu Hause habe vergiften wollen.

21. I. Merkfähigkeit nicht gestört. Macht heute zum erstenmal eine richtige Ortsangabe. Hört nachts noch immer Stimmen, sieht Gestalten. Tagsüber leicht gehemmt, starrer Blick. Wenn sie die Augen zumache, sei alles verschwommen.

23. I Heute wieder desorientiert, sei in Altona. Ängstlicher, schreibt einen langen und im übrigen geordneten Brief an ihren Mann, zeigt sich darin sehr besorgt um dessen Ergehen, äußert starke Sehnsucht nach Hause, gibt verständige Anweisungen über die häuslichen Arbeiten, klagt, daß sie grübelnd hier herumsitzen müsse, fleht den Mann an, sie abzuholen. Die Schrift wird gegen Ende des Briefes fahriger und matter. Ortsangabe auf dem Brief: Altona.

26 I. Sehr wechselnd in Orientierung und Stimmung. Hört ihren Mann sie nachts beim Namen rufen. Klagen über Kopfschmerzen. Bekommt leicht Tränen in die Augen. Es wird ihr ins Ohr gelispelt. Wenn sie die Augen aufmache, gehe jemand vorbei. Während eines vorübergehenden Angstzustandes jammert sie, sie solle 20 Jahre Zuchthaus bekommen, in der Zelle von Wärtern totgetreten werden. Sie habe das gehört.

29. I. Allmähliche Besserung. Steht stundenweise auf. Immer noch vorübergehend ängstlich und halluzinierend, verteidigt sich gegen halluzinierte Vorwürfe (wegen ihres Selbstmordversuches). „Ich bin ganz verwirrt von all den Leuten, die mit mir reden. Es klopft furchtbar in meinem Gehirn. Es ist so unruhig. Ich führe solche Gedanken nicht." Ist jetzt örtlich orientiert. Lumbalpunktion ergibt einen in jeder Hinsicht normalen Befund.

3. II. Angst und Sinnestäuschungen lassen weiter nach. Klagen über Herzklopfen. Die Furcht, ins Gefängnis zu kommen, tritt noch manchmal auf. Im übrigen geordnet. Vom Mann abgeholt.

In einem Brief des Mannes vom 25. III. berichtet er, daß die Angstzustände etwas an Kraft verloren hätten, daß sich dafür aber Schwermut zeige. Klagen über Verschwommenheit und Sausen im Kopf. Pat. ist im Haushalt eifrig tätig.

In einem Brief vom 30. V. schreibt der Mann, daß die Pat. seit einigen Wochen geistig vollständig wiederhergestellt sei. Doch geht aus dem Brief hervor, daß Pat. anscheinend gewisse Wahnvorstellungen aus der Krankheitszeit noch nicht korrigiert hat. Sie behauptet, daß während ihres Aufenthalts in Gehlsheim ein Brief aus Altona gekommen sei, in dem gänzlich unwahre Sachen über ihre Wohnung und ihren Haushalt, sowie auch Verleumdungen gestanden hätten. Hier ist nichts von einem solchen Brief bekannt.

Von den Dämmerzuständen unterscheiden sich die Delirien durch ein Mehr an Symptomen in den Sinnestäuschungen und der eigenartigen deliranten Bewegungsunruhe, denen ein Weniger an Krankheitszeichen gegenübersteht, insofern als Auffassungs- und Denkerschwerung, Desorientierung über Zeit und Ort nicht so hochgradig zu sein brauchen. Es liegt auf der Hand, daß scharfe Grenzen zwischen Dämmerzuständen und Delirien nicht gezogen werden können. Auch nach der Seite der Halluzinose, der Verwirrtheit und der hyperkinetischen Erregung liegen keine festen Grenzen. Das findet in den Veröffentlichungen seinen Ausdruck darin, daß nicht selten Fälle als Delirien bezeichnet werden, die bei schärferer Fassung dieses Begriffs nicht dorthin gehören. So sind mehrere der von Ladame mitgeteilten Beobachtungen m. E. keine Delirien, sondern Verwirrtheits- oder hyperkinetische Erregungszustände (Fälle 1, 7, 9, 10). Auch unter den Fällen Webers findet sich keiner, der dem Vorbilde eines Delirs, wie wir es im Delirium tremens sehen, entspricht. Weber hat es leider auch unterlassen anzugeben, welche seiner Kranken er als delirante Zustände und welche er als Amentiaformen auffaßt. Er sagt nur allgemein, es überwögen unter seinen Beobachtungen die Delirien und die Störungen vom Charakter der Amentia. Gerade der einzige Fall aber, den er ausdrücklich als Delir anspricht, sein Fall 7, der „vollkommen verwirrt" und in „tobsüchtiger Erregung" aufgegriffen wurde, dürfte mehr ein Verwirrtheits- als ein deliranter Zustand gewesen sein. Der Fall wird von Weber auch offenbar weniger seines Zustandsbildes wegen, als weil die Psychose der Fieberkurve parallel ging, als Fieberdelir angesehen. M. E. sollte man — wie es auch von Bonhöffer geschieht — das Zustandsbild und die zeitlichen Beziehungen der Psychose zu der körperlichen Erkrankung und dem Fieber streng auseinanderhalten. Webers Fall 7 ist wohl eine Fieberpsychose, aber wahrscheinlich kein Fieberdelir gewesen. So würde ich auch unter Meyers Fällen die hyperkinetische Erregung des Falles 1 und den Dämmerzustand des 7. Kranken nicht als Delir bezeichnen. Derselbe Einwand gilt wohl auch gegenüber der Veröffentlichung Hitzenbergers, der in seinem großen Material von 45 Fällen außer der „postfebrilen Amentia", überhaupt nur „Fieberdelirien" gesehen hat (15 Fälle). Leider bringt er nur wenige und sehr kurze Auszüge. Die „Amentia" seines Falles 3 war symptomatisch betrachtet eher ein Delir (mangelhafte Orientierung, Schwerbesinnlichkeit, Illusionen, anfangs Unruhe, wirre Reden).

Von meinen vier Beobachtungen stellt die erste (Fall 4) ein abortives Delir dar: es überwiegen die optischen Sinnestäuschungen und die illusionären Verkennungen durchaus, während dem nur eine leichte, psychiatrisch nicht genauer beobachtete „Bewußtseinstrübung" parallel geht. Es handelt sich um ein ausgesprochenes Fieberdelir, das auf der Höhe der Erkrankung während rasender Kopfschmerzen auftritt und nach wenigen Tagen abklingt. Auch in den Fällen 5 und 6 lag die an Halluzinationen reichere kurze Eingangsphase der psychischen Störung vor der Verbringung in die Klinik bzw. das Lazarett. Bei der Aufnahme waren beide Kranke nur mehr mangelhaft in Zeit und Ort desorientiert und schwerbesinnlich. Bei Frau R. (Fall 5) bestanden nach Gehörstäuschungen, während N. (Fall 6) nur traumhafte, verschwommene Erinnerungen über halluzinatorische und konfabulatorische Erlebnisse vorzubringen wußte. Einen ausgeprägteren und länger dauernden deliranten Zustand bot dagegen Frau K. (Fall 7), deren erste Phase allerdings auch in einem anderen Krankenhause und nicht mit ausreichender Genauigkeit beobachtet worden ist. Indessen halluzinierte die Kranke auch bei uns anfangs noch stark, doch weniger optisch als akustisch. Der Zustand, den sie bei uns bot, entsprach sonst mehr einem Korssakowschen (amnestischen) Zustandsbild, wie es nach Bonhöffers Erfahrungen häufig im Abklingen deliranter Zustände beobachtet wird. Das charakteristische Schwanken der Orientierung, der Denkleistungen und der Sinnestäuschungen, die nächtliche Zunahme der Halluzinationen war sehr deutlich.

Eine ausgeprägte delirante Beschäftigungsunruhe eignete keiner meiner Beobachtungen. Dagegen ist der lebhaft ängstliche Charakter auch der Delirien, die darin mit den Dämmerzuständen übereinstimmen, hervorzuheben. In Fall 7 waren auch diese Erscheinungen am stärksten ausgeprägt. Zur Angst gesellte sich von vornherein traurige Verstimmung mit vielen Selbstvorwürfen, Selbstmordversuchen und Nahrungsverweigerung. Auch Mißtrauen mit Vergiftungswahn bestand anfangs. Die depressive Verstimmung überdauerte die halluzinatorischen und amnestischen Symptome um ein Beträchtliches. Einzelne Beeinträchtigungsvorstellungen wurden nicht korrigiert (Residualwahn). Auch Frau R. (Fall 5) äußerte Selbstvorwürfe. —

Halluzinose.

Fall 8. Minna M., Arbeitersfrau. 27 Jahre.

7. XI. 1918 Aufnahme.

Vorgeschichte: Keine Belastung. Früher gesund, hat gut gelernt. Seit 1916 verheiratet. Keine Fehlgeburten. Erste Entbindung vor 3 Wochen. Geburt war schwer, dauerte mehrere Tage. Kurz vor der Entbindung Grippe. Lag wegen der Grippe zu Bett, als die Geburt erfolgte. Gleich nach der Geburt aufgeregt. Steigende Erregung nach einem Todesfall im Hause. Rief ängstlich: „Steckt mich in den Sarg, schlagt mich tot — ich will nicht mehr dableiben — ihr seid alle schlecht." Ging ins Wasser, wurde von Nachbarsleuten herausgeholt. Ängstliche Erregung trat anfallsweise auf, wahrscheinlich zugleich mit Sinnestäuschungen, klagte, „es tanzt immer vor den Augen". Äußerte manchmal, sie sei schlecht. Orientierung blieb erhalten. In der Zeit zwischen ihren Erregungen verhielt sich die Kranke geordnet.

Befund: Unregelmäßige Nahrungsaufnahme. Antwortet nicht oder erst auf vieles Drängen. Äußert einförmig den Wunsch nach Entlassung. (Haben Sie Angst?) „Ich möchte nach Hause." (Warum hat man Sie hergebracht?) „Ich möchte nach Hause." (Warum hat man Sie hergebracht?) „Weil ich hierher sollte." (Warum?) „Das weiß ich nicht." (Waren Sie denn krank?) „Ich wollte nicht nach dem Krankenhaus." (Sind Sie nicht krank gewesen?) „Das weiß ich nicht."

9. XI. Etwas zugänglicher. Weint mehrfach, äußert Selbstvorwürfe: „ich habe Schuld an allem." Macht unbestimmte Angaben über Gehörs- nund Gesichtstäuschungen: „Hier im Saal war es wie lebende Bilder." Es sei da eine Maschine, eine solche sei auch zu Hause gewesen, mit einem Sarg gekommen (mit Bezug auf den Todesfall im Hause). „Eine Maschine, womit man kaputt geschnitten wird", zeigt auf ein Bett, an dem eben ein Brett angebracht wird. „Ob man da wohl hineinkommt in die Kiste?" Ängstlich und ratlos mit halber Krankheitseinsicht. „Ich habe dummes Zeug gemacht, verschiedenes umgestoßen. Ich möchte doch noch so gerne ein bißchen leben hier auf der Erde." Nahrungsaufnahme besser.

Körperlich: Innere Organe o. B. Blutig gefärbter Wochenfluß. Kein Fieber. P.-S.-Reflexe und A.-S.-Reflexe nicht auslösbar. Pupillen mittelweit, gleich groß, sehr wenig auf Lichteinfall reagierend. Wassermann im Blut und Liquor negativ. Liquor klar. Nonne negativ. Lymphozyten: 4/3. Eiweiß: 1,75 Strich.

10. XI. Wieder unruhiger und ängstlicher, vorwurfsvoll, gereizt. Halluziniert stark. Schlägt gegen die halluzinierten Vorwürfe oft einen spöttischen Ton an. „Alle sagen, ich wäre schuld — das ist doch alles Quatsch — dieses Anliegen (welches Anliegen?) mit dem raus und rein — das ist doch Quatsch — und die Hurerei, das ist doch unerhört — ich will lieber nach Dreibergen und dort sitzen" (Gefängnis) Hier werde ihr alles vorgeworfen, Hurerei und was sie alles gemacht haben solle.

11. XI. Hört andauernd beschimpfende und bedrohende Stimmen, verteidigt sich vorwurfsvoll und gereizt. Dazwischen Selbstvorwürfe, habe keinen rechten Glauben gehabt. Hört, sie solle verbrannt und gemahlen werden, zerstückelt. „Ich will aber nicht da drüben gemahlen werden" (zeigt auf die gegenüberliegende Bettreihe). „Nur möchte ich nicht lange gequält werden, nur den Kopf abgehauen, damit ich gleich tot bin." Kommt bei der Unterhaltung in einen leichten Rededrang, indem sie einförmig dasselbe wiederholt. „Ich möchte nur einen leichten Tod. Ich wollte noch büßen, aber das geht hier wohl nicht." Örtlich genau orientiert. Tagesdatum nicht genau gewußt, 18. statt 11. Monat und Jahr gewußt. Sei ein paar Tage hier.

Körperlich: Dauerndes Fehlen sämtlicher Sehnen- und Periostreflexe. Linke Pupille fast, rechts gänzlich lichtstarr (wiederholte Untersuchungen), keine Medikamentwirkung.

12. XI. Projiziert ihre Stimmen jetzt auf Personen ihrer Umgebung. Habe keine Angst mehr, sei gefaßt: „Ich stimme zu, hingerichtet zu werden, aber nicht gemahlen." Man mache beide Türen auf und rufe ihr zu: „Raus", und wenn sie dann hinauswolle, mache man die Türen zu. Drängt oft impulsiv aus dem Bett und zur Türe, schlägt zu. Man rufe immer den Namen ihres Mannes. Bald ängstlich, Selbstvorwürfe, habe gesündigt, habe keinen Glauben mehr, bald vorwurfsvoll und zornmütig. Im Urin Zucker. Links Mundfazialis etwas schwächer als rechts.

19. XI. Unverändert. Massenhafte Phoneme. Hört Namen rufen: draußen sei der Mann, sie habe ihn totgehext, „das ist doch lächerlich, ich bin doch keine Hexe". Lächelt dazu spöttisch. Schlägt jetzt überhaupt oft spöttischen und überlegenen Ton den Phonemen und Vorwürfen gegenüber an. Wendet sich manchmal zur Seite, horcht, sagt: „Das kann ich nicht verstehen."

20. XI. Der gleiche Zustand, nur etwas ruhiger. Ist jetzt bei Untersuchungen weniger abweisend; benennt im Bilderbuch eine größere Anzahl von Bildern richtig, andere ungenau bzw. verkennend. Glas: Kugel; Zuckerhut: Turm; Truthahn: Fasan; Bergmann: ein Junge mit Hammer; Sichel: ein Handgeschirr; Pinsel: Federhalter; Kirschen: „das sind Dinger"; Taucher: „Soldat hat eine Kanone." Bildlich dargestellte Begebenheiten leidlich, aber doch nicht in allen Zusammenhängen erkannt. Zerbrochene Fensterscheibe: bezeichnet den Unrichtigen als Täter. Bild Blindekuh: erkennt, daß der Junge mit verbundenen Augen suchen soll, mißdeutet aber das weitere: „Er soll Haue haben, da ziehen nun die anderen, daß er keine Schläge kriegt." Entwickelt Eigenbeziehungen bei der Untersuchung: „Sie wollen mich nur prüfen, weil ich im Kasten das Buch habe vom Hexen."

29. XI. Etwas erregter, impulsiv aufgeregt, sträubt sich heftig. Bei Untersuchung ängstlich zurückweichend. Gegen wiederholte Lumbalpunktion heftigster Widerstand. Fürchtet, geköpft und gehenkt zu werden, man wolle ihr die Augen ausstechen, sie in dem Haus da drüben zermahlen. Schlägt plötzlich eine Scheibe ein. Verhält sich oft abweisend, sagt zum Abteilungsarzt nur: „Kopf ab." Auch nachts unruhig, schrie, klopfte an die Scheiben, protestierte gegen halluzinierte Vorwürfe, sagt dann aber wieder: „Ich habe alles Böse getan." Im Urin kein Zucker mehr. P.-S.-Reflexe und A -S.-Reflexe am 26. XI. vorübergehend schwach auslösbar, sonst nicht zu erhalten. Pupillen jetzt völlig lichtstarr

6. XII. In den letzten Tagen viel stiller geworden, antwortet kaum, wiederholt einförmig: „Ich will fort, ich will fort, lassen Sie mich raus." Gesichtsausdruck ziemlich leer; Andeutung von Ängstlichkeit und Ratlosigkeit noch zu erkennen Bei Untersuchungen widerstrebend, wird dabei heftig. Verbigeriert eine Weile: „kann upstahn, kann ich aufstehn, kann upstahn, kann ich aufstehn." Verfällt dann weiter in Schweigsamkeit. Bei einer klinischen Vorstellung ängstlich, stummes, verzweifeltes Wegdrängen.

14. XII. Finstere, abwehrende Miene. Aus sonstiger Ruhe heraus plötzliches Aufspringen, Nach-der-Türe-stürzen. Links P.-S.-Reflexe schwach auslösbar, sonst sämtliche Sehnenreflexe fehlend. Pupillen lichtstarr. Versteckt sich häufig unter der Bettdecke. Sträubt sich, kämpft wütend mit den Pflegerinnen. „Es soll meine Leiche zerschnitten werden — ich habe hier auf den Knien gelegen — alles habe ich gemacht und doch — — —" Äußerungen von Ratlosigkeit: „Was ist das nur?"

22. XII. Seit einigen Tagen wieder hochgradige Ängstlichkeit, ratlose Unruhe mit vielen Sinnestäuschungen.

30. XII Ruhiger. Soweit bei dem Widerstreben feststellbar, Hypotonie der Beine vorhanden. Reflexe und Pupillen wie früher. Halluziniert: „Schießen Sie ihn bitte tot, meinen Vater" (warum?) „er soll hier nicht leben."

4. I. 1919. Unsauber mit Kot und Urin. Negativistisch, antwortet meist nicht. Versteckt sich unter der Decke. Dazwischen impulsives Aufspringen. Soweit feststellbar keine groben Erinnerungsstörungen. Hat stark an Gewicht abgenommen. Probeworte mangelhaft nachgesprochen: Sentimentalität-Sentinalite Elektrizität-Elexirität. Ausgesprochene Hypotonie der Beine. Pupillen und Sehnenreflexe wie früher. An den Schläfen und am Hinterkopf starker Haarausfall.

12. bis 15. I. Erregter und ängstlicher.

31. I. Zustand wechselnd, überwiegend abweisend, bewegungsarm. Dazwischen Erregungszustände, meist impulsiver Art.

7. II. Stürzt sich aus dem Bett. Bruch der linken Ulna. Links Mundfazialis deutlich schwächer als rechts. Vom 2. bis 16. II. einige Male Durchfall. Starke Abmagerung.

21. III. Keine wesentliche Veränderung. Rechte Pupille auffallend größer als linke.

22. III. Nachts unruhig, saß viel im Bett. Morgens schweratmig.

23. III. Tod.

Halluzinosen sind, wie überhaupt bei den Infektionspsychosen, selten. Als Halluzinose beschrieben sind nur der Fall 2 von Riese und ein Kranker von Meyer (Fall 2). Auch die von Pässler als „Depression mit Wahnideen und Halluzinationen" diagnostizierte Kranke (Fall 7), die zugleich an Polyneuritis litt — wie auch mein Fall — wird m. E. richtiger als ängstliche Halluzinose gedeutet; für eine endogene Depression liegt kein Anhalt vor. Rieses Kranke machte in ihren Äußerungen anfangs einen „etwas verwirrten, inkohärenten Eindruck". Die Beziehungen zu den Verwirrtheitszuständen sind in meinem Falle noch deutlicher. Die Krankheit beginnt mit Anfällen von Angst und Sinnestäuschungen (Gehörs-, weniger Gesichtstäuschungen). Es entwickelt sich dann eine andauernde ängstlich-ratlose Unruhe, der aber starkes Mißtrauen, zornmütige Reizbarkeit, Feindseligkeit und Widerstreben beigesellt sind. Die Halluzinationen — mehr und mehr vorwiegend Gehörstäuschungen — bestehen ununterbrochen und nehmen samt den rasch aufschießenden Erklärungswahnideen einen teilweise phantastischen Charakter an. Halluzinationen und Wahnvorstellungen haben den Inhalt der Verfolgung. Verfolgende Eigenbeziehungen werden geäußert. Sie soll verbrannt, gemahlen und zerstückelt werden, sie wird geköpft und geblendet. Manchmal steht Patientin ihren Sinnestäuschungen gefaßt und höhnisch gegenüber: „ich stimme zu, gerichtet zu werden, aber nicht gemahlen", sie bittet, ihr nur rasch den Kopf abzuschlagen. Dazwischen wieder Selbstvorwürfe oder wütende Gegenwehr gegen vermeintliche Vergewaltigung. Im weiteren Verlauf läßt die Erregung nach und wechselt zeitweise mit einem gehemmten Verhalten. Einmal verbigeriert sie eine Weile: „kann upstahn". Während der ganzen Zeit ist — soweit die Untersuchung möglich war — die Orientierung über Ort und Zeit erhalten. Bildlich dargestellte Begebenheiten werden in ihrem Zusammenhang im ganzen richtig gedeutet, nur eine Neigung zu Eigenbeziehungen trat dabei hervor. Der formale Gedankengang war in freieren Stunden geordnet. Soweit ist das Zustandsbild von den Delirien und Dämmerzuständen leicht abzugrenzen, berührt sich dagegen mehrfach mit den Verwirrtheitszuständen und den durch psychomotorische Störungen gekennzeichneten Formen. Auch hinsichtlich seiner langen Dauer entfernt es sich von den Delirien und Dämmerzuständen und stimmt mit der Mehrzahl der Verwirrtheitszustände und der ihnen verwandten Formen überein. Jedoch kann die Influenzahalluzinose auch in kürzerer Frist ablaufen: Rieses Fall war nur 16 Tage, Meyers Fall 2 nur zirka einen Monat krank. Auf die eigenartigen körperlichen Begleiterscheinungen (Polyneuritis, Pupillenstarre) und das Zusammenwirken von Influenza und Puerperium wird später einzugehen sein.

Verwirrtheit (Amentia).

Fall 9. Berta F., Tischlermeistersfrau. 35 Jahre.

2. XI. 1918 aufgenommen.

Vorgeschichte: Ein Bruder und zwei Schwestern waren schwermütig, eine Schwester hat sich erhängt.

Pat. hat gut gelernt, war früher in keiner Weise geistig auffällig. Seit Anfang des Krieges — der Mann stand im Felde — war Pat. zeitweise gedrückt und ängstlich.

Vom 12. bis 18. X. Influenza. Schrieb am 14. X. einen sehr besorgten und ängstlichen Brief an ihren Mann, so daß derselbe glaubte, seine Frau sei geistig verändert. Pat. schlief seitdem wenig, hatte seit der Grippe starke Kopfschmerzen. Allmähliche Verschlimmerung, sie redete zeitweise unsinnig, zitierte Bibelsprüche, redete vom Kaiser, derselbe werde in Gnaden wieder aufgenommen. In der letzten Nacht sagte sie zu ihrem Mann: Er solle sie befruchten, weil er ihre Schwägerin auch befruchten solle. Redete und jammerte viel, es sitze ihr etwas im Hals. Keine Selbstvorwürfe. Keine Selbstmordgedanken. Personenverkennungen; bezeichnet einen Arbeiter als den Kaiser, hielt eine Frau für ihre Schwester. Örtliche Orientierung jedoch erhalten. Bedrohte die Umgebung.

Befund: Bei der Aufnahme etwas ängstlich, jammernd, wird aber bald heiter, erregt, geschwätzig. Örtlich desorientiert, glaubt in Güstrow zu ein. Zeitlich unorientiert: es sei Dezember. Verkennt die Personen. Abspringender und z. T. einförmiger Rededrang: „Sie sind auch krank Herr Doktor, — die alte Schneider wäscht ganz — nein — darüber brauchen Sie sich keine Sorgen zu machen — und nein, mein Schwager war auch Schneider — Hohenzollern bleiben Hohenzollern — Sie können mir etwas für Rheumatismus geben — die Großeltern sind mit Hohenzollern zusammen — das war der große Operationssaal — davon sind unseren Hohenzollern — — — oben im Operationssaal — keine Hoffnung — — — kein Glaube, keine Liebe.“

Körperlich: Temperatur 36,7, trockene Lippen, sonst kein Befund.

4. XI. Dauernd sehr unruhig, Stimmung wechselnd, überwiegend heiter. Lebhafte und z. T. einförmige Ausdrucksbewegungen, fährt oft mit der Hand zum Gesicht. Inkohärenter Rededrang. Gehörstäuschungen: „die blasen einem die Ohren voll“. Gesichtstäuschungen, sieht Tote, Menschen, „die Köpfe abgehauen und Hände und Füße, und gehen mit abgerissenen Köpfen und ohne Kopf und Zunge“. Örtlich desorientiert. Mangelhafte Rückerinnerung, sei erst seit gestern hier. Leichte Temperatursteigerung: 37,5—38,2. Phantastische Erinnerungstäuschungen. Nachts habe man ihr Arme, Ohren und Zunge abgeschnitten. Äußert, offenbar mit Bezug auf Halluzinationen: „Tierseelen gibt es doch nicht. Die Tiere haben doch keine Seele, die liegen alle hier.“ Widerstrebt beim Essen. Bei einer klinischen Vorstellung einförmig-inkohärenter Rede- und Bewegungsdrang, z. T. von Sinnestäuschungen unterbrochen. Stimmung labil, überwiegend heiter, ekstatisch.

6. V. Sondenfütterung. Etwas ruhiger. Stimmung mehr gereizt und abweisend. Erkennt den Arzt als solchen. Traumhafte Desorientierung: „Ich bin wohl unter der Erde gewesen. Ich war wohl Asche.“ Inkohärenter Rededrang: „Ich bin wohl hier in Dr. Kohls

Zimmer — und mein Mann sagte: laß doch das Schwälbchen los, und es flog durch die Lüfte und die Düfte und die Sümpfe — und was wir hier erlitten haben — Typhus das ist kein Kniefuß." Zeitlich und über die letzte Vergangenheit unklar. Temperatur 37,4—37,6.

7. XI. Unverändert, verkennt den Arzt als einen Dr. Kohl. Gehörstäuschungen, hört sich beim Namen rufen. Phantastisch-expansive Desorientierung: „Wir sind in Güstrow oder in Hohenzollernhäusern oder in Kaiserhäusern — ja, mein Mann war ja so geknebelt — er mußte mich ja herbringen. Die ganz oben wollen sein und können doch nicht — und Sie können Doktor sein und bleiben, solange Sie wollen — und die uns so viel Schlechtes angetan haben — da hat Gott zu entscheiden — ich bin so gesund wie ein Fisch im Wasser — hier liegen, das kann ich nicht aushalten — ich habe nur noch Fleisch und Knochen."

8. XI. Ißt ohne Widerstreben. Kein Rede- und Bewegungsdrang mehr, verfällt nur bei Anrede noch in inkohärentes Gerede. Desorientierung andauernd, desgleichen Sinnestäuschungen, hat die Kronprinzessin hier gesehen. Spricht einmal einige Sätze geordnet, endet aber in einem inkohärenten Gefasel. Gestern und heute Temperatur unter 37.

9. XI. Klar und geordnet, äußert Sorge um ihre Kinder und ihren Haushalt. Örtlich und zeitlich orientiert. Rückerinnerung leidlich, sei 4—5 Tage hier. Für die ersten Tage keine deutliche Erinnerung, „da war ich so krank". Erinnert sich, die Gestalten ihrer Bekannten gesehen und ihren Namen rufen gehört zu haben. Drängt sehr auf Entlassung. Vom 9. bis 15. XI. Temperatur zwischen 37,8 und 37,7.

18. XI. Dauernd ruhig, klar, erinnert sich zum größten Teil an die Krankheitszeit, es sei ihr damals gewesen, als wenn die Personen ihrer Umgebung nur Lichtbilder seien. Keine volle Krankheitseinsicht für die Gesichtstäuschungen (Gestalten der Verwandten), diese seien wirklich dagewesen. Körperlich erholt sie sich rasch.

19. XI. Seit 5. XI. kein Fieber. Geheilt entlassen.

Nach Bericht vom 12. I. 1910 war Pat. zuhause anfangs noch leicht aufgeregt, was sich allmählich verlor. Seitdem gesund.

Bei einer weiteren Fassung des Amentiabegriffes, wie er noch vielfach üblich ist, würde man wohl auch den Fall 8 mit der Halluzinose diesem Symptomenbild einordnen. M. E. liegt es im Interesse einer genaueren Kenntnis der Geistesstörungen, nicht nur die halluzinoseartigen Bilder von der Amentia abzusondern, sondern die Amentia auch nach der Seite der psychomotorischen Erregungszustände einzuengen. Die Amentia — oder um sich einer kennzeichnenderen und zugleich unverbindlichen Benennung zu bedienen — die Verwirrtheitszustände würden dann nur diejenigen Krankheitsbilder umfassen, die von dem Symptom der Inkohärenz des Gedankenablaufs beherrscht werden. Regelmäßige Symptome sind starke affektive Störungen, Labilität der Affektlage und wechselnde heitere, zornige, ängstliche u. a. Stimmungsregungen. Halluzinationen und psychomotorische Erregungs- und Hemmungserscheinungen können zeitweise auftreten, beherrschen das Bild aber nicht. Dasselbe gilt für die vom Dämmerzustand bekannten Erscheinungen der Desorientierung, der Merkschwäche, der Amnesie.

Frau F. (Fall 9) fällt aus dem Rahmen der Influenzapsychosen insofern heraus, als die Affektlage trotz ängstlichem Beginn und lebhaftem Wechsel doch überwiegend heiter, ekstatisch, gehoben ist. Das fand sich auch bei einem ähnlichen Kranken von Thiel (Fall 7). Der inkohärente Rededrang übertrifft die gleichartige Bewegungsunruhe. Spezifisch-motorische Zeichen fehlen sonst. Bemerkenswert ist, daß Patientin beim Nachlaß der Störungen auf Anrede geordnet spricht, dann aber in ein inkohärentes Gerede verfällt. Lebhafte optische und akustische Halluzinationen und Illusionen, traumhafte Desorientierung in Ort und Zeit, Verkennungen im Sinne des expansiven Affektes (Hohenzollernhäuser !), Erinnerungsausfall nur für die ersten Tage der Psychose.

Als Amentia, halluzinatorische Verwirrtheit, halluzinatorisches Irresein ist eine beträchtliche Zahl von Fällen bei der vorletzten und letzten Influenzaepidemie beschrieben worden. Legt man den hier umrissenen engeren Begriff zugrunde, so scheiden mehrere Beobachtungen als Delirien, Dämmerzustände und hyperkinetische Erregungen aus. Bei anderen Fällen kann wegen ungenauer Beschreibung keine sichere Entscheidung getroffen werden. Aber auch bei schärferer Umgrenzung des Amentiabildes gehört eine große Zahl der während der letzten und vorletzten Epidemie veröffentlichten Influenzapsychosen diesem Symptomenkomplex an. Von den neueren Beobachtungen dürften Verwirrtheitszustände im engeren Sinne gewesen sein: die Fälle 2, 3, 4 von Notkin, Webers Fälle 5, 6, 7, die Kranken 3 und 5 von Riese, je ein Fall von Bödler und Meyer (Fall 8) und die beiden Kranken von Thiel (2 und 7).

Hitzenbergers Amentiafälle sind wohl nicht alle Verwirrtheiten im engeren Sinne gewesen; eine der wenigen von H. auszugsweise wiedergegebenen Krankengeschichten beschreibt m. E. mehr ein Delir als eine·Amentia. Hitzenberger scheint, wie erwähnt, die postfebrilen Psychosen weniger nach ihrer Symptomatologie als nach dem Zeitpunkt ihres Beginnes als Amentia zu bezeichnen. Wahrscheinlich enthalten auch die Beobachtungen Ladames Verwirrtheitszustände, doch sind seine Schilderungen für eine genauere Erkennung zu allgemein gehalten.

Hyperkinetische Erregungen (hyperkinetisch-akinetische Formen).

Fall 10. Erna M., Dienstmädchen. 19 Jahre. Hyperkinetische Erregung.

2. IV. 1919 aufgenommen.

Vorgeschichte: Keine Belastung. Früher gesund; gute Schülerin. Körperliche Erkrankung vor der Aufnahme nicht bemerkt. Fiel am 30. III. dadurch auf, daß sie einen langen verwirrten Brief nach Hause schrieb. Am 1. IV. fing sie an zu beten, wurde sehr laut, schrie und sang, redete viel von Liebe und von ihrem Bräutigam. Sträubte sich gegen alles, gab keine Antwort. Sprach unzusammenhängend, wurde äußerst unruhig, tanzte und sprang umher. Nachts schlaflos und erregt.

Befund: Die Kranke befindet sich in hochgradiger Erregung, schreit, tanzt, springt auf der Matratze hoch und schlägt um sich, umklammert mit den Händen die Eisenstange an ihrem Bett, wirft den Unterkörper und die Beine rhythmisch in die Höhe, klopft einförmig mit den ausgestreckten Beinen auf die Unterlage. Stürzt sich aus dem Bett, tritt nach den Personen der Umgebung, hascht nach allen zufällig erblickten Dingen. Sehr häufige Iteration von Bewegungen (Rumpfbeugen, Ausspreizen der Finger, Beugen und Strecken einzelner Finger, Ausspreizen der Arme). Die Bewegungsformen sind teils gravitätische Ausdrucksbewegungen, hebt die Hände in der Haltung des segnenden Predigers, teils sinnlose (pseudospontane) Bewegungen, Spreizen der Arme, Fingerbewegungen. Dazwischen vorübergehend ruhig, verharrt bald in dieser, bald in jener, oft abnormen Haltung eine Weile. Gegen die Untersuchung sehr abwehrend. Rededrang zusammenhanglos und einförmig, ebenso in Antworten und Bilderbeschreiben: z. B. (Kennen Sie mich?) „Nein, ich sehe das an den Fingern — an den Fingern — an dem blanken, blanken Ring." (3 × 8.) Schreit laut „24" dann „12". Beschreibung des Bildes Fensterpromenade: „Ach, da ist der Vater zurückgekehrt aus dem Krieg — von diesen Beiden fort — von Paul und mich — eine ganze Familie vor dem Kreuze — ach — der Kleine ist gestorben" (mit Bezug auf das gefallene Kind). Weiterhin nicht zu fixieren. Im Rededrang starke Ablenkbarkeit auf Sinneseindrücke, vielfach einförmiges, schrilles Schreien, gibt zuweilen mit lächelnder Miene einförmig winselnde Töne von sich, alles ohne entsprechenden Gesichtsausdruck. Nur vorübergehend fixierbar, gibt dann auch einmal eine geordnete Antwort. Schreit plötzlich auf: „Feuer kommt." Nicht weiter zu fixieren. Stimmung ungemein wechselnd, bald heiter, bald ängstlich, dann abweisend, ekstatisch, zornmütig. Zeitweise stumm, spontan und auf Fragen. Sinnestäuschungen sind aus einzelnen Äußerungen, wie „Feuer kommt", zu erschließen. Untersuchung auf Orientierung, Merkfähigkeit, Gedächtnis nicht durchführbar.

Körperlich: Temperatur bei der Aufnahme 37,4, am folgenden Morgen 39,1. Im Urin reichlich Eiweiß, keine Zylinder; sonst kein krankhafter Befund. Lumbalpunktion: Liquor in jeder Hinsicht regelrecht.

4. IV. Die Erregung hat noch zugenommen, Einförmigkeit derselben tritt noch mehr hervor. Ausdrucksbewegungen und Bewegungen von Zweckcharakter treten immer mehr zurück zugunsten einfacher Gliederbewegungen und parakinetischer Bewegungsformen: hebt die Arme einförmig, macht wippende Bewegungen mit dem Oberkörper, schlägt rhythmisch mit dem linken Arm auf das Bett, schlägt die Handflächen gegeneinander, beugt den Oberkörper nach links und rechts, dabei den Unterarm steif in einem Winkel von 90° haltend. Sprachlich werden vorwiegend Schreie, Klagelaute und sinnlose Laute — ha ha ha — entäußert. Affekt, soweit ersichtlich, vorwiegend ängstlich und abwehrend. Unsauber mit Kot und Urin. Nahrungsverweigerung, Sondenfütterung. Völlig unfixierbar. Temp. 37,4—37,6.

5. IV. Seit Mittag bewegungsarm, abweisend. Mehrmals Durchfälle, zweimal Erbrechen Abends klarer, ißt selbst. Auch in der Nacht ruhig. Temp. 37,8—37,3.

6. IV. Weitere Aufhellung, fixierbar. Zeitlich nicht orientiert, erkennt den Arzt wieder, örtlich ungefähr orientiert, „Nerveninstitut". Unklare Erinnerung an alles Voraufgegangene, weiß, daß sie ängstlich gejammert hat, sie sei immer ängstlich gewesen. Perseveration in Bewegungen: zeigt die Zunge auf Aufforderung, beläßt sie lange herausgestreckt, auch nachdem sie auf zweite Aufforderung hin die Hand gegeben hat. Alle Reaktionen sehr verlangsamt. Auch beim Zeigen von Körperteilen Perseveration: zeigen Sie linkes Ohrläppchen: +, Nase: +, Kehlkopf: +, Nabel: zeigt Nase, l. Kniekehle: —, zeigt die rechte, Daumen +, Schlüsselbein: —, dann die rechte Kniekehle.

Bild Fensterpromenade: nur Einzelheiten, kein Zusammenhang erkannt, auch bei Einzelheiten agnostische Fehler, bezeichnet das hingefallene Kind als Clown. Einige Begriffsunterschiede und Sprichwörter richtig erklärt, bei anderen Versagen (der Krug geht so lange usw.; viele Hunde sind des Hasen Tod). Merkfähigkeit stark herabgesetzt, desgleichen Auffassung, vermag nur 3 Zahlen zu wiederholen. Weckbarkeit der Vorstellungen stark herabgesetzt, kann keine Gegenstände bestimmter Gattung aufzählen.

Körperlich: allgemeine Überempfindlichkeit, Puls schwach, 120. P.-S.-Reflex und A.-S.-Reflex rechts etwas stärker als links. Rechts Babinski. Leichter Fußklonus beiderseits. Durchfälle dauern an. Kein Dehnungsschmerz an den Beinen. Leib stark gespannt, vermag willkürlich nicht recht zu erschlaffen. Keine Nackensteifigkeit. Milzschwellung nicht nachweisbar. Zunge etwas belegt. Temp. 37,1—37,5.

7. IV. Im Urin starker Eiweißgehalt, Ausschwemmung von granulierten und hyalinen Zylindern, einzelne rote Blutkörperchen. Starker körperlicher Verfall. Temp. 38,1. Nachmittags doppelseitige Pneumonie nachweisbar. Psychisch ruhig, erschöpft. Starke Denkerschwerung mit Perseveration. Örtlich und zeitlich desorientiert. Uhr wird richtig abgelesen. Einzelne Gegenstände werden erkannt. 4 Fünfpfennigstücke und 1 Einpfennigstück zusammenzählen = 22 Pfennig, 1 Fünfmarkschein und 2 Einmarkscheine = 13 Pfennig. Gibt spontan beim Abschied die Hand, sagt: auf Wiedersehen. Fragt wiederholt: „Es wird doch alles wieder gut?" Deutliches Krankheitsgefühl.

8. IV. Tod trotz dauernder Verabreichung von Herzmitteln, Kochsalzinfusionen, Aderlaß.

Sektionsbefund: Konfluierende Bronchopneumonie des linken Unterlappens mit serofibrinöser Pleuritis links. Frische fibrinöse Pleuritis rechts. Empyem des linken Oberlappens. Stauung im rechten Unterlappen. Parenchymatöse Trübung der Nieren. Toxische Blutungen auf der Höhe der Schleimhautfalten des Darmes.

Fall 11. Gertrud B., Ackerbürgerstochter. 19 Jahre. Hyperkinetisch-akinetische Form.

23. X. 1918 aufgenommen.

Vorgeschichte: Eine Schwester (Fall 14) erkrankte gleichzeitig an einer Influenzapsychose. Pat. lernte spät sprechen, war aber eine gute Schülerin. Wollte Krankenpflegerin werden, was ihr aber zu anstrengend war. War als Stütze tätig, beschäftigte sich zuletzt im

Haushalt. Im Alter von 11 Jahren öfter abends Fieber mit Sinnestäuschungen und ängstlichem Gefühl, sah Wolken an der Decke. Seit vorigem Winter Blinddarmbeschwerden. Seit 6—7 Wochen lag sie wegen „Blasen- und Nierenleiden" zu Bett, hatte Schmerzen in der Blasengegend, klagte, die Nieren gingen umher. War dann wieder gesund bis auf die Blasenbeschwerden. (Harndrang, öfter Hitze-, dann wieder Frostgefühl.) Vor etwa 14 Tagen Grippe, angesteckt von der Schwester. Temperatur bis 39,8 4—5 Tage lang. Nachher weißer Ausfluß, der noch besteht. Nach Ablauf der Grippe ließ Pat. sich am 18. X. in die chirurgische Klinik aufnehmen, um sich wegen der Blinddarmbeschwerden untersuchen zu lassen Sollte deshalb operiert werden. Bekam gestern einen „Anfall", hielt die Arme krampfhaft steif in die Höhe, sprach aufgeregt, sie müsse alle Menschen belehren, wie es sei, wenn man geisteskrank werde. Glaubte die Krankheit ihrer Schwester, die nach Influenza an einer Geistesstörung erkrankt war, ebenfalls durchmachen zu müssen. Sprach vom jüngsten Gericht, sah Gräber. Glaubte, ihre liebsten Verwandten und Bekannten ständen zu ihrer Rechten. Wiederholter „Krampfanfall" nach kurzer Zeit, lag mit ausgestreckten Armen wie eine Gekreuzigte eine Viertelstunde lang. War zeitweise ängstlich mit Selbstvorwürfen: sie sei schlecht, sei der Teufel, müsse sterben, man solle für sie beten. Schrieb das alles auf Zettel. Sprach von der Vererbung bis ins 3. und 4. Glied.

Befund: Rechte Unterbauchgegend etwas druckempfindlich. Allgemeine Überempfindlichkeit gegen Nadelberührungen. Kein Fieber. Urin trübe, enthält zahlreiche Nierenepithelien. Starke Gesichtsrötung.

Örtlich und zeitlich orientiert. Spricht lebhaft, gerät in Erregung bei Schilderung ihrer und ihrer Schwester Krankheit. Versteckt zeitweise das Gesicht in die Hände. Verliert im Gespräch häufig den Faden, klagt, daß sie keinen Gedanken fassen könne.

24. X. In der Nacht erregt, ängstlich, rief laut: „Herr, vergib ihnen, denn sie wissen nicht, was sie tun." Sprang aus dem Bett. Faßte eine ganz ruhige Mitpatientin an den Haaren und hielt ihr den Mund zu. Lebhafte Sinnestäuschungen und quälende Gedanken, besonders religiöse, die schon abends eingesetzt hatten. Schrieb mit Bezug darauf: „Durch das Weib ist die böse Lust aufgekommen. Der Satan trat zu ihr und flößte ihr die Fleischeslust ein — durch das Weib ist die Sünde gekommen — ich bin furchtbar schlecht — der Arzt muß mir auf Wunsch die Hüfte ritzen — an der Schächer hing denn ich wir laßt uns über der Erde stehen." (Starke Inkohärenz mit Störung der Satzkonstruktion!) Während der Erregung desorientiert. Seit heute Menses.

26. X. Steigende Erregung, auch tags unruhig, dauernd desorientiert. Pfeift und weint durcheinander. (Wie lange sind Sie hier?) „15 Jahre." (Warum weinen Sie?) „Weil alle tot sind. Das ist mein lieber Sohn, an dem ich Wohlgefallen habe." Temp. 38,2—37,6.

27. X. Dauernd erregt. Wechsel bald heiterer, bald ängstliche Stimmung, singt geistliche Lieder, verbigeriert dazwischen: „meine arme Mutter" oder „es ist vollbracht", „ich bin schlecht, ich habe viele Sünden getan", z. T. mit unsinniger Betonung der letzten Silbe. Singt stereotyp „meine Geister, deine Geister, seine Geister" usw. Grimassierende Gesichtsbewegungen. Zeitweise gehemmt, bleibt in gezwungener Haltung liegen. Einzelne Pseudospontanbewegungen. Schwer zu fixieren, soweit Antworten gegeben werden, örtlich orientiert; jedoch Personenverkennungen: hält den Arzt für einen Pastor. Antworten inkohärent, danebenredend. (Seit wann sind Sie krank?) „Seit ich gesund war." Bei einer Blutentnahme sehr erregt, einförmig segnende Bewegungen, verbigeriert Bibelsprüche mit unsinniger Betonung.

30. X. Stimmung mehr heiter, witzelt. Bei Orientierungsfragen danebenredend: „Im Himmel." Halluziniert, zeigt auf die Decke: „Dort sind die Geister", deutet nach der Tür: „Dort sehen die Geister durch, die Augen der Seelen." Auf die Wand deutend: „Weiß wie Schnee, grün wie Klee — Feuer wie Glut — Kirsche — die Hummel saugt aus dem Klee — den Saft und wird dann totgemacht — und die Biene frißt sie auf." Im Urin zahlreiche weiße und vereinzelte rote Blutkörperchen, spurweise Eiweiß, einzelne Zylinder. Erregung stundenweise wechselnd. Schlechte Rückerinnerung an die letzte Zeit, weiß nicht, wie lange sie hier ist. Personenverkennungen, jedoch örtlich orientiert. Weiß auch, daß ihre Schwester hier ist. Stimmung und Gedankengang nicht einander entsprechend. Bringt Selbstvorwürfe mit lächelnder Miene vor. Dauernd leichtes Fieber um 38°.

1. XI. Bewegungs- und spracharm, nur leichte grimassierende Bewegungen. Bisweilen negativistisch, zieht die Decke über den Kopf. Örtlich orientiert, zeitlich nicht, ganz ratlose

Angaben: bald Mai, bald Winter, rät die einzelnen Monate durch. Gegen Mittag vorübergehend erregt, bettflüchtig, stumme Bewegungsunruhe, kniet mit gefalteten Händen vor dem Bett. Selbstvorwürfe, sie sei faul in der Schule gewesen. Dann wieder bewegungsarm, doch keine Katalepsie. Antworten sehr verlangsamt, Aufmerksamkeit schwer zu wecken. Regungslose Mimik, tonlose Stimme. Bestätigt, daß sie traurig sei. Der Kopf tue ihr weh, könne nicht weiter sprechen. Antworten inkohärent und danebenredend: (Wie lange sind Sie hier?) „Das ist alles doppelt, Tag und Nacht." (Warum sind Sie hier?) „Daß ich sterben soll." Auf das Bild einer weiblichen Figur deutend: „Das bin ich."

3. XI. Dauernd bewegungsarm; vereinzelte Äußerungen, in denen phantastische Angstvorstellungen vorgebracht werden: sie solle verbrannt und zerstückelt werden, „so sagen alle" (Phoneme!). Andere Kranke haben gesagt, ihr Vater sei vorbeigeritten. Ratlos: „ich weiß gar nicht, was ich beten soll, damit ich sie wieder zusammenkriege." Selbstvorwürfe: „mein Gewissen quält mich so." Ständig Selbstmordgedanken. Eiweiß im Urin nur noch in Spuren, keine korpuskulären Bestandteile mehr. Rechte untere Bauchgegend dauernd etwas druckempfindlich.

5. XI. Erneuter Anstieg der Erregung, bei fortdauernder ängstlich-trauriger Stimmung. Verbigeriert: „ich will sterben, ich will sterben." Fürchtet sich vor den „Geistern", habe einem der Geister ein Auge ausgerissen. Örtlich im groben orientiert. Verkennt aber andere Kranke, die seien ihr alle von früher bekannt. Zeitlich unorientiert, nur das Jahr wird gewußt. Mangelhafte Erinnerung an die jüngste Vergangenheit, weiß nicht, wie lange sie hier ist. Bestätigt Vergeßlichkeit. Berichtet von traumhaften Sinnestäuschungen: sah eine Gestalt, die ein blaues Kleid anhatte, sah Teufelsköpfe.

6. XI. Wieder gehemmt. Liegt mit geschlossenen Augen, den rechten Arm ausgestreckt, bewegt die Hand stereotyp hin und her.

9. XI. Wieder erregt, bettflüchtig. Massenhafte Personenverkennungen; hält den Arzt für ihren Schatz, eine andere Kranke für ihre Schwester, den zu Besuch anwesenden Vater einer Mitkranken für ihren Vater. Stimmung wechselnd, überwiegend ängstlich, dazwischen verliebt.

10. XI. Selbstmordversuch, indem sie den Kopf zwischen eine Stange und das verstellbare Kopfende der Drahtmatratze klemmt. Bald danach wieder heiter, dann religiös ergriffen, singt kirchliche Lieder. Temp. niedriger, zwischen 37,5—37,8.

14. XI. Bisher in dauerndem regellosen Wechsel von Erregung und Hemmung. Jetzt ruhiger. Äußerungen von Ratlosigkeit: „es geht mir alles durcheinander, drunter und drüber." Keine Personenverkennungen mehr; zweifelt nur, dieser und jener sähe einem ihrer Verwandten oder Bekannten ähnlich. Hört noch Stimmen. In bildlich dargestellten Begebenheiten werden Einzelheiten richtig, Zusammenhang nicht oder falsch gedeutet, z. T. mit Bezug auf sich selbst. Leicht stuporös, abgehobener Kopf, ausdrucksloses Gesicht, beläßt den Arm in gegebener Haltung, hebt ihn danach noch 2—3 mal iterierend in die Höhe, iteriert auch das Händeschütteln bei der Begrüßung einige Male. Stimmung dauernd ängstlich und gedrückt mit Selbstvorwürfen.

18. XI. Erregungszustände werden immer seltener. Heute ganz stuporös, zusammengekniffene Augen, antwortet nicht, verhält sich negativistisch, lächelt aber dabei. Mehrfach Selbstmordversuche, indem sie im Bade unterzutauchen, sich eine Schlinge um den Hals zu legen sucht. Läßt unter sich.

22. XI. Der Stupor vertieft sich: Augen geschlossen, Kopf und Arme verharren in gegebenen Haltungen, zieht öfter die Decke über den Kopf. Gibt nur zögernd die Hand zum Abschied. Keine sprachliche Reaktionen. Negativistische Unsauberkeit, läßt auf dem Nachtstuhl keinen Urin, verunreinigt dann das Bett. Urin enthält noch geringe Menge von Eiweiß und einzelne weiße und rote Blutkörperchen. Auch wiederholt unrein mit Kot. Fieberfrei. Lumbalpunktion: Liquor klar, Nonne negativ, Lymphocytose: $^3/_3$, Eiweiß: leicht erhöht, 2 Strich. Bakterien: keine.

15. XII. Wird allmählich wieder lebhafter. Spricht heute träumerisch vor sich hin von ihrer Kindheit. Zeitlich ungenau orientiert (gibt den 4. Dezember an, es sei noch 3 Wochen bis Weihnachten). Will beim Bettmachen helfen. Ist aber noch unsauber. Verlangt aufzustehen. Gibt die Hand, lächelt, gibt einsilbige Antworten.

24. XII. Versuchsweise aufgestanden, steht stumm auf einem Fleck.

5. I. 1919. Vereinzelt impulsive Unruhe. Zerreißt eine Bettdecke, auf Vorhalt blödes Grinsen.

16. I. In den letzten Tagen sauber. Steht nachmittags auf. Versucht eine Karte nach Hause zu schreiben, kommt aber nicht über die ersten Sätze hinaus.

18. I. Plötzlich Temperatur 39,4. Kopfschmerzen.

19. I. Keine Fieber mehr.

27. I. Wird allmählich lebhafter, dazwischen verbigeriert sie in kindlichem Tonfall auf Frage nach der Orientierung: „Hier ist ein Himmelshaus — Haus — Haus — Haus." Versuchsweise zur Küche geschickt: schält verkehrt, ißt faule Kartoffeln.

26. II. Weitere langsame Besserung, sucht sich zu beschäftigen. Unklare Erinnerung an die Zeit ihrer Erkrankung, weiß z. B. nichts von ihrem Aufenthalt auf der unruhigen Abteilung (bis Ende November); dagegen werden Eindrücke aus den ersten Tagen ihres Aufenthaltes, z. B. die Blutentnahme, erinnert, auch daß sie damals viel von Gott geredet hat und in demselben Saal lag, in dem sie jetzt sich befindet. Hat sich körperlich sehr gut erholt.

21. III. Seit Wochen geordnetes Verhalten. Die Hemmung hat sich allmählich ganz verloren. Erinnerungsverlust besteht für den größten Teil ihres Aufenthaltes in der Klinik, abgesehen von den ersten Tagen. Klare Erinnerung beginnt ziemlich scharf mit dem 14. III. Erst seitdem kann sie alles behalten. Gute Merkfähigkeit. Gedankengang geordnet. Schreibt einen sehr verständigen Brief nach Hause.

Geheilt entlassen. Nach Bericht vom 9. X. 1919 gesund geblieben.

Fall 12. Minna Kr., Stellmachersfrau. 38 Jahre. Hyperkinetisch-akinetische Form.

14. XI. 1918 aufgenommen.

Vorgeschichte: Seit 7. Lebensjahr hochgradig schwerhörig nach Scharlach. 1904 Heirat. 5 gesunde Kinder. 2 Kinder klein gestorben, 2 Fehlgeburten. Letzte Entbindung vor 10 Wochen. Stillte das Kind. Vor 3 Wochen Erkrankung an Grippe. Temperatur bis 39,5. Lag 14 Tage krank. Nach Ablauf der Grippe wurde sie geistig gestört, redete zusammenhanglos und einförmig: „mein Kindchen — mein Kindchen da kommt er — die Russen — da geht's puff, puff." Halluzinierte ihre Geschwister, war ängstlich, fürchtete totgeschossen zu werden, ihre Geschwister sollten unter das Bett kriechen, sonst würden sie auch umgebracht, besonders nachts sehr unruhig, stellte sich im Bett hoch, tastete an der Wand herum.

Befund: Schmächtige Frau in dürftigem Ernährungszustand. Starke Varizen an den Unterschenkeln. Kein Fieber. Innere Organe ohne Besonderheiten. Lebhafter Rede- und Bewegungsdrang. Wirbelt die Arme umeinander, schlägt mit den Füßen Takt, bohrt sich in den Ohren, macht sinnlose Pseudospontanbewegungen, indem sie den rechten Arm erhebt und nach vorne streckt, dies rhythmisch wiederholend. Streckt die Arme aus und schüttelt sie krampfartig, dazwischen feierliche, wie segnende Armbewegungen. Alles mit entsprechenden Ausdrucksbewegungen begleitend; daneben pfeift sie, spricht einförmig und zusammenhanglos, z. B. „1 Minute, 2 Minuten — ich will nicht Vollmacht — ist das nicht wahr — wohin, wenn ich nun nach Hause komme — ach Gott, ach Gott — wenn ich nun nach Hause komme — 1 Minute — 1 Minute — und einer Frau — noch 1 Minute — 2 Minuten — wir Menschen sind doch alle auf der Welt" usw. „Ich habe mir schon so viel den Kopf zerbrochen — und ich bin die Kaiserin und Königin und Herzkönigin — und 3 Minuten — 4 Minuten — und bin ich weggefallen von Deutschland — wenn ich nach Deutschland komme — etwas warmes Wasser." Zählt einförmig Namen von Verwandten auf. Affekt wechselnd, abweisend, feierlich, religiös ergriffen, dazwischen ängstlich, mitunter auch heiter. Gegen Untersuchung abweisend, „fassen Sie mich nicht an — ich bin kein Weib — eine giftige, giftige Schlange." Aufforderungen befolgt sie nicht. Fragen werden nicht beantwortet. Beim Uhrablesen tastet sie einförmig an der Uhr herum, verfällt dann in Singen: „12 Minuten — Schulz —". Dazwischen mutistisch bei fortdauernder motorischer Erregung oder auch Rededrang bei Bewegungslosigkeit. Genauere Untersuchung auf Orientierung usw. nicht möglich.

16. XI. Unverändert. Hochgradiges Iterieren und Haften in Bewegungen und Sprachäußerungen: nach dem Zeigen der Zunge faßt sie sich mehrmals an den Mund, dann an die Wange, dann auf die Stirn. Örtlich und zeitlich ganz desorientiert: (Wo hier?) „Jerusalem". Haftet bei weiteren Fragen daran.

Bezeichnen von Gegenständen: Uhr — nicht zu fixieren. Schlüssel: + Geldbeutel: „Das ist Glas." 10 Pfennigstück: Geld. Redet dann weiter von Glas. 1 Markschein: „Geld, ich habe auch Geld — ich habe auch kein Geld mehr —" Ring: + „und mein Hut — und mein Hut —

mein Herz, wo ist mein Herz." Alles in einem einförmig singenden Tonfall. „Wo ist denn die Leiche gewesen, die Leich' ist schon lange gewesen — bleiben sie man hier — bleiben sie man hier — davon schenk' ich was — noch einen hübschen Ring von mir, (faßt dabei an das Ohr) mein schönes goldenes Haar (faßt sich an die Haare)."

Taschentuch: Portemonnaie (Haften). (Das ist doch kein Portemonnaie?) „Doch ist das ein Portemonnaie."

Einzelne Äußerungen deuten auf Stimmen: „Mamachen ruft es immer — das ist doch nicht mein Mariachen." Deutliche Echopraxie, ahmt das Händeklatschten sofort nach; ahmt das Emporheben der einen Hand erst mit der rechten, dann mit der linken Hand nach, sagt dazu: „bleiben Sie hoch."

19. XI. Starke Unruhe, teils einförmig wie oben beschrieben, teils zusammenhanglose, impulsive Handlungen, stößt den Nachttisch um, sucht Kranke aus dem Bett zu reißen, schlägt.

21. XI. Etwas ruhiger, sagt unter anderem: „ich bin ängstlich — ich habe alles verloren." Sie liege hier auf einem Sterbebett. Einfache Bilder und Gegenstände, soweit fixierbar, erkannt; bei zusammengesetzten bald unaufmerksam, dreht sie herum, schweigt oder faßt nur unvollkommen auf.

24. XI. Beruhigung hält an. Zur Zeit fast stuporöses Verhalten, mutazistisch. Grimassierende Gesichtsbewegungen. (Wie geht es?) „Wie im Traum."

3. XII. Nach vorübergehender Erregung wieder ruhig, stuporös, höchstens leichtes Grimassieren im Gesicht. Verzieht das Gesicht zum Weinen. (Warum weinen Sie)? „Weiß nicht — er hat so viel Geschichten gemacht und da war wohl Seife drüber — ich weiß auch nicht — er wurde wohl zu Tode gemartert." Verfällt bei dringendem Fragen in ein inkohärentes, verbigeratorisches Gerede.

14. XII. Lumbalpunktion: Liquor in jeder Hinsicht, auch bakteriologisch negativ.

27. XII. Unverändert, bewegungsarm, dazwischen vereinzeltes heiteres Vorsichhinreden oder Singen. Unrein mit Urin und Kot.

Seit 21. I. 1919 erregter, impulsives Aufspringen, Widerstreben, Grimassieren, sammelt Speichel im Munde. Mischung von psychomotorischer Hemmung und Erregung.

21. II. Wiederholt Durchfälle. Rascher körperlicher Verfall.

25. II. Tod.

Sektionsbefund: Hochgradige Atrophie sämtlicher Organe, Dickdarmkatarrh, Stauungsinduration der Leber und Milz.

Die hyperkinetischen Erregungen werden sonst nicht von der Amentia unterschieden oder höchstens (Bonhöffer) als katatonische Formen der Amentia hingestellt. M. E. ist der Unterschied zwischen der hyperkinetischen Erregung und der Verwirrtheit nicht kleiner als der zwischen einem Dämmerzustand und einem Delir oder zwischen einem Delir und einer Halluzinose. Allenthalben gibt es Übergänge. So stellt von den Fällen 10, 11, 12 Fall 11 einen Übergangsfall zur Verwirrtheit dar. So gut wir aber trotzdem die anderen Zustandsbilder auseinanderhalten, muß man auch die hyperkinetische Erregung als gesonderte Form anerkennen. Damit wird zugleich noch deutlicher als es sonst geschieht, zum Ausdruck gebracht, daß psychomotorische Erregungszustände nicht immer Katatonien sind. Auf das Vorkommen und die Häufigkeit symptomatischer Psychosen psychomotorischen Charakters habe ich schon vor 14 Jahren bei der Beschreibung der Choreapsychosen hingewiesen.

An die hyperkinetische Erregung schließt sich häufig eine stuporöse Krankheitsphase an (Fälle 11 und 12) — hyperkinetisch-akinetische Verlaufsform —, doch gibt es auch symptomatische Psychosen mit psychomotorischem Gepräge, die sich auf eine hyperkinetische Erregung beschränken, z. B. Fall 10 meiner Arbeit über die postoperativen Psychosen. Wahrscheinlich hätte sich auch die Influenzapsychose des Falles 10 in dem hyperkinetischen Erregungszustand erschöpft; wenigstens war nach fünf Tagen die Erregung abgelaufen, ohne daß in den folgenden Tagen ein eigentlicher Stupor Platz gegriffen hätte; nur war die Kranke schwerbesinnlich, zeigte erheblich herabgesetzte Denkleistungen und perseverierte stark. Da sie drei Tage später starb, ist ein bestimmtes Urteil über den Verlauf nicht möglich. Wenn sich an den Erregungszustand ein stuporöses Stadium anschließt, pflegt der Übergang von Erregung in Stupor nicht unvermittelt zu sein, sondern durch einen Mischzustand hindurchzugehen, währenddessen der Stupor von allmählich seltener werdenden Erregungen durchbrochen wird, so auch bei Fall 12. In diesem Falle erfolgte der Tod noch während der Phase gemischter hyperkinetisch-akinetischer Erscheinungen.

Die kennzeichnenden und vorherrschenden Symptome des hyperkinetischen Erregungszustandes sind, wie die Fälle 10—12 beweisen, die Zeichen psychomotorischer Erregung im Sinne Wernickes und meiner Arbeiten über die psychomotorischen Bewegungsstörungen, d. h. Pseudospontanbewegungen, die zum Teil an Reaktiv-, Ausdrucks- oder Zweckbewegungen erinnern (besonders Fall 12), einfache Gliederbewegungen, Parakinesen, kurzschlüssige Reaktionen im Sinne einer Ablenkbarkeit durch Sinneseindrücke (Fall 10), Echolalie und Echopraxie (Fall 12), Inkohärenz der Bewegungs- und Sprachäußerungen, Bewegungsiterationen und Verbigeration, (besonders in Fall 12). Sprache und sonstige Motilität sind oft in verschiedenem Grade und zuweilen in gegensätzlicher Weise gestört: stummer Bewegungsdrang, bewegungsarmer Rededrang. Die psychomotorischen Störungen traten im Beginn der Psychose des Falles 11 anfallsweise auf, ähnlich hysterischen Anfällen, und entsprechend den früher von mir beschriebenen hyperkinetischen Anfällen.

Die Denkvorgänge sind bei der symptomatischen hyperkinetischen Erregung besonders stark gestört: bald mehr im Sinne der Inkohärenz, bald mehr in dem der Einförmigkeit und des Haftens (ersteres bei Fall 11, letzteres bei Fall 10 und 12). Die Merkfähigkeit war bei allen drei Fällen herabgesetzt, besonders in der sehr schweren, tötlich verlaufenden Erkrankung des Falles 10. Es blieben Erinnerungsverluste zurück. Die Kranken sind örtlich und zeitlich in wechselndem Grade desorientiert. Gehörstäuschungen und optische Halluzinationen und Illusionen kamen bei allen drei Kranken vor. Sehr erheblich sind die affektiven Störungen: ähnlich den Verwirrtheitszuständen ist der Affekt wechselnd und labil, doch überwogen auch bei diesen Kranken ängstlich-traurige Regungen von zeitweise großer Stärke, die im Fall 11 zu wiederholten Selbstmordversuchen führten. Anfangs kamen bei allen drei Kranken, besonders in Fall 11 und 12, auch heitere, gehobene, religiös ergriffene Stimmungsregungen mit vorübergehenden, entsprechenden Größenvorstellungen vor: G. B. soll die Menschen belehren, Frau K. ist die Himmelskönigin, die Herzkönigin. Ähnlich verhielt sich auch eine gleich zu besprechende Kranke Meyers (Fall 5).

Während der vorletzten Influenzaepidemie sind die hyperkinetischen Erregungen von den Verwirrtheitszuständen und vielfach auch von den Delirien nicht getrennt worden. Die auf die motorischen Symptome nicht eingestellten Beschreibungen machen meistens eine nachträgliche sichere Entscheidung unmöglich. Ziemlich klar liegen je ein Fall von Kirn und Mispelbaum (Fall 1). Bei beiden Kranken folgte ein Stupor auf die erregte Phase. Auch die neueren Beobachtungen schenken zum Teil den motorischen Symptomen nicht die gebührende Beachtung. So dürften die von **Ladame** beschriebenen Fälle 1 und 9 psychomotorische Erregungszustände durchgemacht haben, an die sich ein Stupor anschloß; sie wurden nach **Ladames** Worten später „kataton". Dasselbe gilt für die Fälle 8 und 12 von **Pässler**, die der Verfasser als Manien beschreibt und für die „Katatonien" 13 und 15 derselben Arbeit. Auch **Webers** Fall 4 — vielleicht auch dessen Fall 3 — scheint eine hyperkinetische Erregung gehabt zu haben: starker Bewegungs- und Rededrang, krampfartige Anfälle, schneidet Gesichter, grimassiert, wird durch alle Eindrücke abgelenkt. Eine hierher gehörende Amentia „mit katatonischen Symptomen" beschreibt **Riese** (Fall 4), zwei derartige Fälle v. **Rad**. Von den Beobachtungen **Meyers** würde ich die Kranken 1 („Delir") und 5 („epileptiforme Erregung") als hyperkinetsche Erregungen auffassen.

Stuporzustände.

Fall 13. Inf. Johann M. 39 Jahre.

22. I. 1916 Aufnahme ins Kriegslazarett D.

Früher gesund. Seit 10 Tagen Husten und Brustschmerzen nach Erkältung im Dienst. War in Revierbehandlung wegen rechtsseitiger Pleuritis. Starke Kopfschmerzen. Fiel durch sein stilles Wesen auf.

Befund: rechts hinten unten Schallverkürzung. Hochgradige Bewegungsarmut, Katalepsie. Spricht spontan nicht, auf Fragen spärliche Antworten, ist aber orientiert.

24. I. Lebhafter. Keine Katalepsie mehr.

21. II. Noch immer etwas still. Klagen über Kopfschmerzen und Mattigkeit. Sonst keine psychischen Störungen mehr.

In ein Reserve-Lazarett zurückbefördert. Nach dortigem Krankenblatt psychisch frei; nach 1 Monat g. v. entlassen.

Fall 14. Anna B., Erzieherin. 35 Jahre.

18. X. 1918 aufgenommen.

Vorgeschichte: Die Schwester der Kranken (Fall 11) wurde 5 Tage nach derselben ebenfalls wegen Influenzapsychose in die Klinik aufgenommen. War immer herzensgut, hatte einmal 2000 M. von ihren Ersparnissen geopfert, um ihren Vater von seinen Schulden zu befreien. Ernst veranlagt. In den letzten Jahren etwas nervös, durch die Erziehung eines nervenschwachen Jungen sehr angegriffen. Immer starke Menstruationsbeschwerden. In letzter Zeit infolge schlechter Ernährung körperlich stark abgenommen. Litt an Fluor albus. In den ersten Tagen des Oktober an Grippe mit leichter Lungenentzündung erkrankt, Fieber bis 39,8. Kam vor 14 Tagen krank nach Hause. 3 Tage nach Ablauf der Grippe plötzlich geistig gestört, wurde nachts unruhig, hörte Stimmen, hörte nachts draußen klopfen, sah eine Frau. Versuchte in den See zu gehen, verweigerte die Nahrung. Hypochondrische Sensationen, sie habe Wasser im Leib.

Befund: Körperlich: Blaß. Exophthalmus beiderseits. Puls schwach, beschleunigt, 120. Kein Fieber.

Stuporöses Verhalten, liegt mit weit geöffneten Augen. Antwortet nicht, schaut ratlos umher, verweigert die Nahrungsaufnahme. Widerstrebend bei der Untersuchung, läßt den zur Untersuchung geöffneten Mund lange offen. Verharrt in passiv gegebenen Haltungen. Bestätigt durch Nicken, daß sie Angst habe, aber unbewegter Gesichtsausdruck. Verhält sich sauber.

20. X. Sondenfütterung wegen andauernder Nahrungsverweigerung. Vereinzelt wird der Stupor durchbrochen, Pat. steht auf, steht umher, macht ratlose Äußerungen, „jetzt laufen sie alle weg" (mit Bezug auf die Pflegerinnen), sagt plötzlich: „Schwester, Schwester, das ist nicht wahr, die ganze Geschichte, weil ich dann die ganze Geschichte aufkläre." Mit Bezug auf das Essen: „Ich habe gar nichts gegessen. Sie wissen ja Bescheid." Besonders nachts häufig außer Bett. Wird abends gesprächiger, der Arzt habe ihr Gift eingegeben, die Zunge sei ihr herausgenommen und wieder eingesetzt worden. Unklare Beziehungsideen gegen die Pflegerin.

22. X. Derselbe Zustand, bestätigt Angst, „weil ich alle umgebracht habe", bei näherer Frage „ich kann jetzt nicht denken."

Im Urin Eiweiß. Temp. 37,2—38,2.

Auf Orientierung, Merkfähigkeit u. a. wegen ihres Mutismus und mangelnder Fixierbarkeit nicht zu prüfen.

25. X. Immer ratlose Miene und ausgesprochener Negativismus. Versucht Aufforderungen zu folgen, vermag sich aber nicht zu bewegen, stöhnt dabei. Zuweilen kurzes Zittern des ganzen Körpers. Im Urin kein Eiweiß und keine Zylinder. Gibt jetzt öfter einzelne kurze Antworten, aus denen hervorgeht, daß sie stark halluziniert: sei bis zur Dachrinne hochgehoben worden und dann plötzlich herabgestürzt; nun werde sie festgehalten (Sensationen). Es werde alles durcheinander geredet. Man rufe sie Bohnstädt, aber sie wisse nicht, ob sie Bohnstädt sei, sie habe in diesen Tagen keinen klaren Gedanken gehabt. Örtlich und zeitlich unorientiert. Verschwommene Erinnerung an die letzte Zeit. Bezeichnet aber die Krankenschwester als solche, auch ihre in dem gleichen Saal befindliche Schwester richtig; wendet. sich oft ganz ratlos und ängstlich an diese: „Truding, komm doch her, ich kann ja nicht mehr — was ist das eigentlich — Truding, was redest du für Unsinn — welche Kinder meint sie denn eigentlich — was ist denn eigentlich — ich finde mich nicht mehr aus dem Wirrwarr. Immer wieder etwas anderes — was will die mit der Haube.“ Der Doktor sei nicht der Doktor, sie kenne die Gesichter nicht. Wird etwas beweglicher, sitzt häufig im Bett, zeigt ausgeprägt ratlose Miene, beginnt selbst zu essen. Temp. 38—37,8.

28. X. Zunehmende Lebhaftigkeit, doch noch stark gehemmt, gibt aber bei einer klinischen Vorstellung Auskunft: sie finde sich nicht zurecht. Klagen über „das Geflüster“, man rufe ihren Namen. Es schienen viele Malchower hier zu sein. Erinnert sich an die Grippe, die folgende Zeit ist unklar. Noch zeitlich und örtlich desorientiert. Optische Sinnestäuschungen, sieht Teile von bekannten Gesichtern. Ihre Schwester habe den Kopf ihrer Schwester, sei aber doch nicht ihre Schwester. Alles sehe anders aus. Subfebrile Temperatur um 37,5.

31. X. Mehr ängstlich. Verteidigt sich gegen halluzinierte Vorwürfe. Will sterben, man solle ihr den Leib aufschneiden und sich überzeugen, daß es nicht wahr sei. Eine Kugel sei von hinten durch sie durchgegangen. Lauter Nadeln seien um sie und kämen näher (Sensationen).

3. XI. Im wesentlichen unverändert. Gehemmt, ratlos, bewegungs- und spracharm: „Was hier alles vorgeht — sie haben sich alle gegen mich verschworen — zuerst haben sie mir die Nase abgeschnitten — das liegt so weit zurück — die letzten Sachen haben sie da und die schon lange tot sind, die haben sie hier alle zwischen gelegt — ich bin die rechte Anna Bohnstädt — aber was sie mit mir aufgestellt haben — einmal haben sie mich so aufgestellt und einmal so — das können Sie sich gar nicht vorstellen — wenn sie mich nur einmal richtig auseinanderschneiden wollten.“ Ein andermal: „Ich sehe ganz etwas anderes, als diese sehen.“ Erzählt, sie habe eine Mitkranke für eine gewisse Miete Westdorf gehalten, eine andere für eine Verwandte von ihr. Noch immer örtlich und zeitlich desorientiert. Verfolgt mit ratloser Miene die ihr unerklärlichen Vorgänge der Umgebung. (Wo sind Sie hier?) „In dem großen Saal und der lange Tisch ist da und das hohe Fenster. Das muß doch Malchow sein. Das hier ist doch kein Bett?“

9. XI. Noch immer stark halluzinierend. „1000 Namen legen sie mir bei. Was soll das alles bedeuten?“ Stimmung etwas weinerlich, aber ohne lebhafteren Affekt. Sieht ein Notizbuch zweifelnd an: „Das ist doch keine Karte?“ „Wenn ich alles bedenke, was ich hier schon erlebt habe, dann muß ich schon tausend Jahre hier sein, aber das ist doch nicht möglich.“ Allmählich etwas lebhafter. Kein Fieber mehr.

20. XII. Verlangt aufzustehen. Bezeichnet Bilder im Bilderbuch richtig. Zusammenhängende bildlich dargestellte Begebenheiten werden nur in Einzelheiten erkannt, der Zusammenhang fehlt.

10. XII. Weitere Besserung. Sinnestäuschungen geschwunden. Ratlosigkeit besteht noch, Pat. kennt aber jetzt die Namen des Abteilungsarztes und Professors. Spricht noch mühsam und halblaut. (Wo sind Sie hier?) „Das weiß ich eben nicht, alles verliert sich.“ Bezeichnet ihre Stimmung als traurig und ängstlich. Stundenweise auf, steht aber an der Türe. Fragt nach ihrer Schwester.

Lumbalpunktion: Liquor klar. Nonne —. Lymphozythen $^2/_3$. Eiweiß 1 Strich. Bakterien keine.

20. XII. Abends plötzlich 39,5. Rückenstiche, links hinten unten leichte Dämpfung und Rasselgeräusche.

22. XII. Noch zahlreiche Rasselgeräusche links hinten unten.

28. XII. Fieber abgefallen. Dämpfung und Rasselgeräusche geschwunden. Kein Einfluß der Bronchopneumonie auf das psychische Befinden. Noch immer sehr still, findet sich noch nicht zurecht.

12· I. 1919. Schreibt eine formal geordnete Karte nach Hause mit der Bitte, sie abzuholen. Äußert dann starke Selbstvorwürfe: alle hätten hier unter ihr zu leiden, man solle ihr alles schicken, was sie noch habe, damit sie noch alles wieder gutmachen könne.

26. I. Zeitweise bedeutend klarer, sagt selbst, es gehe ihr besser, dann wieder unsinnige Selbstvorwürfe, sie müsse mit dem Schlauch gefüttert werden, weil sie so lange hier sei.

14. 2. Sehr allmähliche Besserung. Nicht mehr so ratlos und zweifelsüchtig. Bezeichnet Prof. K. nach langem Zögern als Professor, kennt aber den Namen nicht. Auch sonst kennt sie noch keinen Namen aus der Umgebung. Bestätigt, daß sie in Gehlsheim sei, fügt aber hinzu: „das wird immer so gesagt."

Bei einer Assoziationsprüfung sehr verlangsamte Reaktionen, bis zu 12 Sekunden. Angaben über letzte Erlebnisse: sei wohl schon im November hergekommen, vor Weihnachten bestimmt. Auch ihr Aufenthalt im Elternhaus vor der Aufnahme wird nur verschwommen erinnert. Weitere Erinnerung an ihre Erkrankung in Schwerin, erinnert sich, daß sie dann aufgeregt wurde. Weiteres wird nicht erinnert bis auf die letzten Tage. Merkfähigkeit gut. Zeitlich orientiert.

28. II. Seit etwa 8 Tagen bedeutende und rasche Besserung. Beschäftigt sich, liest, spricht ohne Hemmung. Erinnert sich nur der ersten Zeit ihres Hierseins, dann Erinnerungsverlust bis auf die letzten Tage. Völlig orientiert.

Geheilt entlassen.

Aus einer Anfrage vom 15. VI. 1919 geht hervor, daß Pat. inzwischen gesund geblieben ist. Sie war damals im Begriff, wieder eine Stelle als Erzieherin anzunehmen.

Stuporzustände bei Infektionspsychosen sind allgemein anerkannt. Bei Influenza scheinen sie, nach der Literatur zu urteilen, sehr selten zu sein. Aus der letzten Epidemie ist kein reiner Stuporfall veröffentlicht worden, im Jahre 1890 beschrieb Krause einen mit starker Depression einhergehenden Stupor. Einen leichten und sehr reinen Fall von Influenzastupor stellt der im Felde beobachtete Fall 13 dar, an dem außer psychomotorischer Akinese mit Katalepsie und einer diese Erscheinungen überdauernden Denkhemmung nichts Psychotisches nachgewiesen werden konnte. Schwerer und mit mannigfachen anderen Symptomen verbunden verlief der Stupor des Falles 14. Beginn mit kurzer ängstlich-halluzinatorischer Erregung, sodann während eines über fünf Monate währenden zeitweise kataleptischen Stupors andauernde Angst mit Ratlosigkeit, schwermütiger Verstimmung, Selbstvorwürfen; sehr zahlreiche Gehörs- und Gesichtstäuschungen, anfangs auch lebhafte Sensationen (Wasser im Leib, Zunge herausgenommen). Die Denkhemmung und die Unfähigkeit zur Bewältigung von Denkleistungen (Bilder erklären) ist sehr stark und überwiegt im weiteren Verlauf mehr und mehr die psychomotorische Akinese; noch 14 Tage vor ihrer Entlassung ist die Reaktionszeit im Assoziationsversuch bis auf 12 Sekunden verlängert. Örtlich-zeitliche Desorientierung, Merkschwäche, umfangreicher Erinnerungsverlust. Das Bild ist demnach mit den Symptomen eines Delirs bzw. Dämmerzustandes verquickt und erinnert insofern an das des Falles 2 (Dämmerzustand mit starker Denkhemmung).

Depressionszustände.

Fall 15. San.-Unteroffizier Ludwig Sch. 32 Jahre. Leichte Depression.

Mutter nervös, Pat. früher gesund, ernstes Wesen. Erkrankte am 27. XII. 1914 mit Fieber, Nasenkatarrh, Kopfschmerzen. Seitdem psychisch verändert und körperlich matt.

Schwindel, Kopfschmerzen, Schmerzen in den Beinen, Klagen über Vergeßlichkeit, niedergeschlagene Stimmung, Schlaflosigkeit.

Bis 23. II. Besserung, aber immer noch müde und leicht deprimiert. In ein Heimatlazarett zurück. Nach brieflicher Auskunft sind die Beschwerden im Laufe einiger Monate verschwunden.

Fall 16. Emil S., Kaufmann. 36 Jahre. Leichte Depression mit neurasthenischen Erscheinungen.

7. I. 1919. Großmutter leidet an Altersschwachsinn. Pat. früher immer gesund, heitere, tätige Natur. Im September 1918 Influenza. Seitdem sehr matt, Kopfschmerzen, Schwäche und Schmerzen in den Beinen und im Kreuz. Herzklopfen bei Treppensteigen. Stimmung sehr gedrückt, besorgt um seine Gesundheit. Allmähliche Besserung bis März 1919, leidet aber noch hier und da an Kopfschmerzen.

Fall 17. Marie A., Bäckerswitwe. 31 Jahre. Ängstliche Depression.

28. X. 1918 aufgenommen.

Vorgeschichte: Mutter aufgeregt. Pat. selbst seit Jugend leicht erregbar, später öfter Kopfschmerzen. Seit der ersten Schwangerschaft erregbarer, in der Stimmung schwankend, häufig Ohnmachten und Kopfschmerzen. Bei schlechter Stimmung fühlte sie sich körperlich gleich elend, legte sich bei geringen Anlässen hin. Am 24. VI. 1917 fiel der Mann. Danach sehr aufgeregt und bedrückt. Ende August Grippe, lag 4 Tage zu Bett. Als sie wieder aufstand, Kopfschmerzen, Schwindelgefühl, Schwäche und Schwere im Leib; kurz darauf ein Anfall von heftigem Herzklopfen und Angst. Die Anfälle wiederholten sich 3—4 mal und dauerten jedesmal $1^3/_4$ Stunden. Seit dem ersten Anfall dauernd etwas ängstlich und in Sorge vor Wiederholung der Anfälle. Ein äußerer Anlaß für die Anfälle lag nicht vor. Fühlte sich seitdem sehr schwach, nervös. Der Zustand war wechselnd, sie mußte bald einen Tag liegen, bald konnte sie auf sein. Häufig Schwindelgefühl, besonders im Stehen sei das ein Gefühl, als ob die Füße hochgingen. Klagen über Schwäche in den Armen und Füßen und im Magen, angehaltener Stuhl. Bei dem Anfall von Herzklopfen und Herzangst gingen die Augenlider auf und nieder, sie sehe dann Funken, Sterne, Kugeln und Körner. Besonders bei der Periode solche Anfälle. Druckgefühl im Kopf und im Magen.

Befund: sehr blaß, sonst kein körperlicher Krankheitsbefund. Kein Fieber. Insbesondere am Herzen nichts Krankhaftes. Keine körperlich hysterischen Zeichen. Klagen, als ob der Leib geschwollen und zu schwer sei, könne nicht mehr richtig durchatmen, ihr Leib müsse fort, müsse abgeschnitten werden. Klagen über Vergeßlichkeit, Weinerlichkeit, sei ängstlich, empfindlich. Spricht mit leiser Stimme, Bewegungen matt und kraftlos. Stimmung nicht dauernd gedrückt. Kein Interessenverlust. Keine Selbstvorwürfe. Kein Lebensüberdruß. Keine Denkhemmung und Entschlußunfähigkeit, durch Zureden beeinflußbar, läßt sich leicht aufheitern, verfällt aber ebenso leicht wieder in Gedrücktheit und Ängstlichkeit.

18. XII. Allmähliche Besserung des Zustandes. Angstanfälle, die in den ersten Tagen auftraten, verloren sich bald. Geheilt entlassen und gesund geblieben (Brief vom 14. I. 1920.)

Fall 18. Emmy H. Verkäuferin. 22 Jahre. Ängstliche Depression.

27. VIII. 1918 aufgenommen.

Vorgeschichte: Vater nervös, sei ein Jahr lang schwer nervenkrank gewesen. Pat. selbst seit Jugend leicht zornig und ungeduldig. Vor einigen Wochen Grippe. In der dritten Nacht nach Beginn der Erkrankung starkes Herzklopfen, Angstanfall mit Sterbegefühlen, Wühlen im ganzen Leib, alles erschien ihr wie aus weiter Ferne. Ging noch mit Fieber 4 Tage ins Geschäft. Lebt in dauernder Angst, einen Herzfehler zu haben. Wiederholt Angstanfälle, besonders nachts; sie schaudere, wenn sie daran denke. Müsse viel weinen über ihre Krankheit. Klagen über innerliche Leere und Gleichgültigkeit, könne sich an nichts mehr freuen, sie könne nicht mehr leben und möchte doch so gern. Auch Selbstvorwürfe wegen früherer Leichtlebigkeit, könne von solchen Gedanken nicht los.

Befund: Am Abend des Aufnahmetages Temperatur 38, auch in der Folgezeit noch wiederholt leichte abendliche Temperatursteigerungen 37,6—37,8—37,9.

Psychischer Befund vgl. Vorgeschichte. Klagt bei längerem Gehen über Schmerzen im ganzen rechten Bein, fühle eine Lahmheit im ganzen Fuß. Keine objektiven Veränderungen. Reflexe o. B. Nervenstämme nicht druckempfindlich.

8. IX. Schlaf gebessert. Stimmung sehr wechselnd, weint leicht, fürchtet, nie wieder gesund zu werden. Abends mehrfach leichtere Angstzustände. Fühlt sich leer und teilnahmslos. Bei den Untersuchungen etwas abweisend, verschämt, störrisch.

14. IX. Bei einer Blutentnahme plötzliches Gelächter, kann keinen Grund angeben. In der Folge noch wiederholt plötzlicher unmotivierter Stimmungsumschlag.

20. IX. Bei der Visite abweisend, verkriecht sich unter der Bettdecke, antwortet nicht, weint plötzlich laut.

24. IX. Wird im Büro beschäftigt. Macht ihre Arbeit ordentlich, das Benehmen wird freier, die Stimmung gleichmäßiger.

27. IX. Ohne Beschwerden entlassen. — Pat. klagte in der Folgezeit noch mehrfach über Verstimmung und nächtliche Angstgefühle.

Fall 19. Inf. Henry Br. 26 Jahre. Hypochondrische Depression.

22. V. 1916 Aufnahme ins Kriegslazarett

Vorgeschichte: Früher gesund; nicht belastet. In den letzten Wochen erkältet, hatte Brustschmerzen und Husten. Fiel bei der Truppe vor einigen Tagen durch gedrückte Stimmung auf, blieb bei Granateinschlägen steif stehen. Behauptete, seine Gesundheit sei ruiniert, er sei mit Schanker behaftet. Seine Kameraden riefen ihm das nach. Man solle ihn mit Handgranaten totwerfen. Er sei durch und durch syphilitisch, er tauge nichts mehr. Setzte sich absichtlich dem Feuer aus.

Befund: Gedrückte Stimmung, zeitweise ängstlich. Ist überzeugt, Syphilis zu haben. Schließt das daraus, daß nach angestrengter Arbeit sein Glied einen so unangenehmen Geruch habe. Eigenbeziehungen, die Kameraden hänselten ihn und riefen ihm nach: „das alte Schwein hat Schanker und Syphilis." Ging deshalb zum Arzt, um sich untersuchen zu lassen. Sei von den Kameraden gemieden worden, weil er einen so unangenehmen Geruch habe. Werde von den Kameraden für einen Spion gehalten, man habe ihn immer so ausgefragt, wie das Essen sei usw. Datiert den Beginn der psychischen Veränderung auf 3 Wochen zurück.

Körperlich: Innere Organe o. B. Am Penis nichts Besonderes. P.-S.-Reflexe nur mit Kunstgriff schwach auslösbar. A.-S.-Reflexe fehlen. Urin frei. N. femoralis rechts mehr wie links druckempfindlich, ebenso beide Hüftnerven. Bauchdeckenreflexe rechts schwächer als links. Lumbalpunktion: Im Liquor Eiweiß etwas vermehrt. Nonne: schwach +. Wassermann im Blut und Liquor: —.

Vom 24. bis 28. V. leichte Temperatursteigerung. Vidal Typhus: 1 : 80. Stuhl auf Typhus und Paratyphus: —.

30. V. Stimmung freier. Klagen über Ziehen in den Beinen. Sehnenreflexe an den Beinen fehlen jetzt vollständig.

6. VI. P.-S.-Reflexe mit Kunstgriff hie und da schwach auslösbar, links = 0. A.-S.-Reflexe beiderseits schwach zu erhalten. Druckempfindlichkeit der Nervenstämme an den Beinen noch vorhanden. Stimmung gleichmäßig, nicht mehr ängstlich und gedrückt. Keine Beziehungsideen mehr; hat aber noch keine Krankheitseinsicht für die früher geäußerten Eigenbeziehungen. Hält sich nach wie vor für syphilitisch. Verlangt wieder zum Dienst. Neigung zu Selbstvorwürfen: habe wohl manchmal leichtsinnige Redensarten geführt.

9. VI. Den ganzen Tag traurig, weinerlich, verlangt in Arrest und erschossen zu werden. „Weil ich etwas verbrochen habe und drüben angezeigt bin." Behauptet nach wie vor, er stinke. Werde deshalb von den Kameraden verfolgt.

16. VI. Zunehmend depressiv, will heute seine Strafe annehmen, drängt fort. Sei geschlechtskrank. Betet unter Schluchzen mehrmals das Vaterunser. Sehr ängstlich, jammert, „ich habe Syphilis, ich habe Hundewürmer. Ich will in ein Lazarett, wo Syphiliskranke sind. Ich habe einen Meineid begangen. Ich will erschossen werden." Klagt über Schmerzen am Glied. Sehnenreflexe an den Beinen heute lebhaft auslösbar. Hüftnerven noch beiderseits druckempfindlich. Wieder geringe Temperatursteigerung, abends 37,4, morgens 37,6.

15. VI. Ruhiger. Lächelt über sein gestriges Benehmen. Hält aber seine hypochondrischen Vorstellungen fest. P.-S.-Reflexe heute sehr schwach mit Kunstgriff zu erhalten.

30. VI. Zurück in ein Reservelazarett. Nachforschungen über weiteren Verlauf erfolglos.

Depressive Verstimmung ist, wie wir sahen, eine fast regelmäßige Erscheinung der Influenzapsychosen. Die depressiven Zeichen überdauern zuweilen die übrigen Symptome längere Zeit (Fall 1 u. 7), vgl. auch die Fälle 1 und 2 von Notkin. So kommen depressive Verstimmungen denn auch als selbständige Krankheitsbilder bei Influenza vor. Ich habe hier nur diejenigen Fälle zusammengestellt, die weder entsprechend erblich belastet waren, noch persönlich eine depressive, manische oder zirkuläre Veranlagung aufwiesen, so daß zunächst kein Grund vorliegt, diese Erkrankungen nicht auch als Influenzapsychosen aufzufassen. Während in der vorletzten Influenzaepidemie zahlreiche Depressionszustände („Melancholien") beschrieben wurden, fehlen sie zwar auch in diesmaligen Berichten nicht, aber man ist vielfach geneigt, dieselben als ausgelöste endogene Depressionen zu betrachten.

Ladame sah manche Influenzakranke, die monatelang stark deprimiert, willenlos, erschöpft waren; jede Arbeit, besonders jede geistige Anstrengung erschien ihnen zu schwer. Von v. Rad werden zwei hypochondrische Depressionen nach Influenza erwähnt, die — wie v. Rad ausdrücklich bemerkt — nicht als manisch-depressive Erkrankungen aufzufassen waren. v. Rad bestätigt auch die ängstlich-depressive Färbung der sonstigen Influenzapsychosen. Dörbeck berichtet in einer allgemein gehaltenen Darstellung der psychischen Begleiterscheinungen der Grippe, daß die meisten seiner Influenzapsychosen Depressionszustände mit hypochondrischer Färbung waren; daneben kamen Delirien und Verwirrtheitszustände vor. Dr. Gerlach-Rostock sah — nach persönlicher Mitteilung — unter 250 Influenzakranken 8 mal leichte melancholische Depressionen, zum Teil mit Selbstvorwürfen und Lebensüberdruß, die in häuslicher Pflege abheilten. Auch von Gröger wird ein Depressionszustand bei Grippe kurz erwähnt. Riese faßt einen Depressionszustand nach Grippe als eine ausgelöste endogene Melancholie auf, weil sich die Erkrankung in nichts von anderen Melancholien unterschieden habe. Ebenso beurteilt Hitzenberger drei 8 Tage nach Influenza entstandene „Melancholien" bei nicht belasteten, erstmalig erkrankten Personen. Pässler führt zwei leichte und kurz dauernde melancholische Depressionen nach Influenza aus seinem Bekanntenkreise an; warum er den Fall 5 aus der Tübinger Klinik nicht auch als depressive Influenzapsychose, sondern als ausgelöste endogene Depression betrachtet, ist nicht ersichtlich, da der Kranke weder persönlich noch familiär zu Depressionen veranlagt war. Das Krankheitsbild mit Angst und hypochondrischen Wahnvorstellungen erinnert sehr an meinen Fall 22. Nach freundlicher Mitteilung von Professor Schröder sind in der Greifswalder Klinik neben vereinzelten anderen Influenzapsychosen mehrere Kranke mit leichten Depressionszuständen behandelt worden, „welche ihr Leiden auf die Grippe zurückführten, ohne daß es möglich war, einen Zusammenhang ganz von der Hand zu weisen".

Bei der vorletzten Influenzaepidemie hat man im Gegensatz zu der heute herrschenden Meinung mehrfach Depressionen, die bei periodisch Depressiven und Zirkulären durch Influenza ausgelöst wurden, schlechthin als Influenzamelancholien aufgefaßt. Dahin gehören m. E. Kraepelins Fall 4, die Beobachtungen 1—3 von Lehr, Mispelbaums Fälle 6—9, Schmitz' Fälle 4 und 6. Auch dabei bleibt es bemerkenswert, daß die Influenza so sehr geneigt ist, gerade endogene Depressionen auszulösen. Ich habe eine Anzahl ähnlicher Beobachtungen gemacht und komme darauf zurück. Von den „Melancholien" der Influenzaepidemie des Jahres 1890/91 müssen noch diejenigen Fälle abgezogen werden, die einen ungünstigen Ausgang nahmen (Kirn). Es waren wohl Erkrankungen an Dementia praecox. Die älteren Psychiater faßten auch das Zustandsbild der Melancholie wesentlich weiter, als es heutzutage geschieht und besonders hier vertreten wird. So rechnete Kirn das stuporöse zweite Stadium tobsüchtiger Erregungszustände zu den Melancholien und bezeichnet die Fälle 2, 3 und 4 von Mispelbaum, die m. E. ängstliche Delirien und Verwirrtheitszustände gewesen sind, als „schwere Melancholien". Trotz dieser Abzüge bleiben aber von den Veröffentlichungen des Jahres 1890/91 11 gut beobachtete und einwandfreie Influenzadepressionen übrig. Es handelt sich darunter nicht nur um einfache Melancholien (Fälle Solbrig 1 und 5, Kraepelin 3), sondern auch um ängstliche Depressionen (Lehr 4, Mispelbaum 7, Schmitz 7, 8) und um hypochondrische Depressionen (Lehr 5, Solbrig 2, Kraepelin 2). Das von Kirn als besonders häufig bezeichnete hypochondrische Gepräge der Influenzadepressionen tritt nach Ausscheidung der anders zu deutenden Fälle nicht mehr hervor.

Meine Beobachtungen bei der letzten Influenzaepidemie bestätigen die in dieser Weise richtiggestellten Erfahrungen, die vor 29 Jahren gemacht wurden. Die zwei ersten Fälle, die dem melancholischen Bilde am nächsten kommen (Fälle 15 und 16), sind zugleich leichte Depressionen, bei denen (besonders in Fall 16!) körperliche Mattigkeit, Kopfschmerzen, Schlaflosigkeit, Schmerzen im Kreuz und in den Beinen, also neurasthenische Beschwerden, fast ebensosehr hervortraten als die seelische Depression. Selbstvorwürfe und Lebensüberdruß fehlten. Man könnte daher auch an Bonhoeffers „hyperästhetisch-emotionelle Schwächezustände" denken. Doch fällt weniger eine Überempfindlichkeit und Stimmungslabilität als die einseitig deprimierte Stimmung an den Kranken auf. Von den Fällen Meyers „mit vorwiegend nervösen Störungen" gehören etwa die ersten acht Kranken hierhin. Doch sind die Beobachtungen so kurz mitgeteilt, daß man nicht leicht entscheiden kann, wie weit in diesem oder jenem Falle neben der infektiös-toxischen Hirnschädigung eine psychopathische Anlage wirksam war. Meyer hebt das übrigens selbst hervor.

Auch die beiden ängstlichen Depressionen (Fälle 17 und 18) standen noch an der Grenze zwischen Neurose und Psychose. Bezeichnend ist das plötzliche und anfallsweise Auftreten der Angst bei diesen Kranken, das an die gleichen Beobachtungen bei den schweren Psychosen, den angstvollen Dämmerzuständen, Delirien und Verwirrtheitszuständen erinnert. Dieselbe Erscheinung beschreibt Meyer von einem ängstlich-deprimierten Kranken (Fall 9), den er als „hyperästhetisch-emotionellen Schwächezustand" einordnet. Zwischen den angstvollen Dämmerzuständen und den Depressionszuständen steht m. E. Meyers Fall 4, der bald deprimiert und reizbar, bald apathisch erschien, Selbstmordgedanken und Selbstvorwürfe äußerte, dabei aber vergeßlich war, stark herabgesetzte Denkleistungen aufwies und unklar und unzusammenhängend redete.

Möglicherweise handelt es sich bei allen diesen Fällen um leichtere Formen derselben Erkrankung, die uns in den schwereren Zuständen des angstvollen Dämmerzustandes oder Delirs entgegentritt. Ebenso könnte die einfache und melancholische Depression als abgeschwächte Form des schweren depressivangstvollen Stupors des Falles 14 aufgefaßt werden. Ob ein Krankheitszustand ein mehr homonomes, dem normalen Seelenleben verwandtes Bild bietet oder im Vergleich zum normalen Seelenleben heteronom, fremdartig erscheint, hängt eben häufig — wie Specht zuerst gezeigt hat — davon ab, ob die Krankheitsursache in geringerer oder größerer Stärke auf das Gehirn einwirkt. Wir konnten das kürzlich im Vergleich einer dämmerigen und zweier paranoischer Tabespsychosen (Brodniewicz[1]) und an einer symptomatischen Psychose bei Hirntumor, die paranoisch begann und mit Zunahme des Hirndrucks in einen Stupor überging (Weidner[2]), bestätigen. Unter den Influenzapsychosen ist in dieser Hinsicht der Verlauf bei Fall 1 und 7 bemerkenswert, deren Dämmerzustand bzw. Delir in ein längeres, einfach depressives Nachstadium auslief.

Die schwerste Depression stellt die Erkrankung des Soldaten B. (Fall 19) dar, bei der neben einem melancholischen Symptomenkomplex schwere hypochondrische Sensationen, entsprechende Wahnvorstellungen, Angst und verfolgende Eigenbeziehungen auftraten.

Persönliche und familiäre Disposition zu psychischer, bzw. nervöser Erkrankung fand sich bei den hier berücksichtigten Depressionszuständen nicht häufiger als bei anderen symptomatischen Psychosen; insbesondere waren diese Fälle weder durch vorpsychotische depressive Erscheinungen noch durch depressive Heredität ausgezeichnet. Dagegen gehörten alle Depressionen den Störungen mit längerem Krankheitsverlauf (über 30 Tage) an. Da aber — vgl. unten — die Halluzinose und die hyperkinetisch-akinetischen Formen diese Eigenschaft teilen, darf man sie m. E. nicht als Beweis für eine endogene Entstehung gerade der Depressionszustände anführen. Die in letzter Zeit mehrfach erörterte Frage, ob auch Depressionen, in Sonderheit einfach melancholische Zustände bei symptomatischen Psychosen vorkommen — Arbeiten von Bonhoeffer[3]), Specht[4]), mir[5]) und Ewald[6]) — darf man auf Grund der Erfahrungen bei den Influenzapsychosen wohl bejahen, jedoch mit dem Zusatz, daß nur ein Teil der Depressionen dem Bilde der einfachen Melancholie verwandt ist und daß gerade diese Erkrankungen dann so leicht sind, daß sie sich auch dem neurasthenischen Symptomenkomplex nähern. Was an schwereren Depressionen beobachtet wird, ist nicht eine graduelle Verstärkung jener Bilder zur klassischen Melancholie mit tiefer Trauer, Denkhemmung, Selbstmordneigung usw., sondern wir sehen entweder eine hypochondrisch-paranoide Depression vor uns wie im Falle 19, oder die Symptome des Dämmerzustandes finden sich beigesellt wie im Falle 2. Wenn danach auch entgegen Bonhoeffer daran festgehalten werden muß, daß es symptomatische Depressionen gibt, so wird es doch meist möglich sein, dieselben von der endogenen Melancholie zu

---

[1]) Brodniewicz, Über psychische Störungen bei Tabes. Allg. Zeitschr. f. Psych. 75. 1919.

[2]) Weidner, Hirntumor und paranoisches Symptomenbild. Zeitschr. f. d. ges. Neur. u. Psych. 56, 1920.

[3]) Bonhoeffer, Die exogenen Reaktionstypen. Arch. f. Psych. 58.

[4]) Specht, Zur Frage der exogenen Schädigungstypen. Zeitschr. f. d. ges. Neur. u. Psych. 19. 1913.

[5]) Kleist, Postoperative Psychosen. Berlin 1916.

[6]) Ewald, Zur Frage der klinischen Zusammengehörigkeit der symptomatischen Psychosen. Monatsschr. f. Psych. u. Neurol. 44, Heft 3 u. 4. 1918.

unterscheiden. Das stimmt mit der an anderen symptomatischen Psychosen
gewonnenen Auffassung Ewalds überein.

Ein Rückblick auf Art und Häufigkeit der verschiedenen bei
Influenzapsychosen beobachteten Zustandsbilder zeigt folgende Verteilung:

	Epidemie 1918/19	Kriegsbeob. 1914/16	Zusammen
Dämmerzustände	2	1	3
Delirien	3	1	4
Halluzinose.	1	—	1
Verwirrtheit	1	—	1
Hyperkinetische Erregung	3	—	3
Stupor	1	1	2
Depressionszustände	3	2	5
	14	5	19

Von den 19 Fällen waren 14 heteronome, 5 homonom-affektive Bilder. Die
heteronomen Symptomenkomplexe lassen sich wieder in zwei Gruppen sondern.
Dämmerzustand, Delir und amnestischer Zustand sind miteinander durch ge-
meinsames Überwiegen von Gedächtnisstörungen und Desorientierung verbunden. Diese „amnestische Gruppe" von Zustandsbildern steht dem
normalen Seelenleben am fernsten, stellt die schwersten Hirnstörungen dar und
nähert sich am meisten den Herderkrankungen des Gehirns. Die Verwirrtheit,
die Halluzinose, die hyperkinetische Erregung und der Stupor nähern sich dagegen den homonomen Bildern. So ist der Stupor der Melancholie verwandt,
die Verwirrtheit und die hyperkinetische Erregung können der Manie ähnlich
werden, die Halluzinose hat Beziehungen zur Angstmelancholie. Bei allen diesen
Formen finden sich mehr oder weniger deutliche Störungen in der Weckbarkeit
der Vorstellungen und im Gedankenablauf (Inkohärenz, Paralogien, Erregung,
Hemmung, Einförmigkeit). Die Verwandtschaft dieser Bilder untereinander hat
ja auch dazu geführt, daß man die unterscheidenden Merkmale übersah und
schlechthin von Amentia oder halluzinatorischer Verwirrtheit sprach. Wir
tragen der Verwandtschaft dieser Formen Rechnung, indem wir sie als „Amentiagruppe" zusammenfassen. Von den Influenzapsychosen gehören dann
7 Fälle der amnestischen Gruppe und 7 der Amentiagruppe an.

Wenn auch die heteronomen Bilder mit 14:5 bedeutend überwiegen und
beinahe $^3/_4$ aller Fälle darstellen, sodaß auch die Influenzapsychosen insoweit
Bonhoeffers Lehre von den „exogenen" Prädilektionstypen bestätigen, so ist
ihre Zahl doch lange nicht so groß, wie Bonhoeffer sie z. B. in seiner letzten
Zusammenstellung über 95 symptomatische Psychosen angibt. Ich finde in
dieser Tabelle überhaupt nur einen vielleicht als homonom aufzufassenden Fall
von „abnormer Reizbarkeit" bei Diabetes, wenn nicht der eine oder der andere
„Angstzustand" noch ins Bereich der homonomen Depressionen fällt. Demgegenüber fand Ewald an dem Material der Rostocker Klinik unter 13 symptomatischen Psychosen 10 heteronome und 3 homonome Formen: eine ängstliche
Depression bei Nephritis, einen affektlabilen Zustand bei Tuberkulose, eine
Depression bei Pseudoleukämie. Das kommt der Verteilung bei den Influenza-

psychosen schon wesentlich näher. Noch größer ist die Zahl der affektiven Verstimmungen bei den Choreapsychosen, wo sie bei meinem Material zu den schweren Psychosen im Verhältnis von 65:41 standen. Wenn man die leichteren psychischen Veränderungen, die der Psychiater leider selten zu sehen bekommt, stets mit berücksichtigte, so würde sich wohl bei allen symptomatischen Psychosen das Verhältnis mehr zugunsten der homonomen Bilder verschieben.

Die 5 homonomen Influenzapsychosen sind ausschließlich Depressionen. Manische Zustände fehlen ganz, und auch unter den heteronomen Zuständen fand sich nur eine Verwirrtheit, bei der nach anfänglicher ängstlicher Verstimmung und neben lebhaftem Affektwechsel eine heitere gehobene Stimmung überwog (Fall 9). Eine weitere, ursprünglich als Influenzapsychose aufgefaßte heiter-expansive Verwirrtheit stellte sich später als Dementia praecox (inkohärente Verblödung) heraus. An anderen Kliniken waren heitere und expansive Färbungen der Influenzapsychosen ebenfalls selten: je ein Kranker von Thiel (Fall 7), von Meyer (Fall 5) und von Pässler (Fall 12). Letzterer Kranker hatte m. E. eine postgrippöse, vorwiegend heiter gestimmte Verwirrtheit oder hyperkinetische Erregung mit nachfolgendem Stupor. Die von Pässler gestellte Diagnose „verwirrte Manie" scheint mir nicht genügend begründet. Dagegen werden drei andere „Manien" nach Influenza von Pässler auf Grund der persönlichen und der Familienvorgeschichte mit Recht als nur ausgelöste Psychosen betrachtet. Eine heiter verstimmte Kranke von Notkin dürfte keine echte Influenzapsychose, sondern eine durch Grippe ausgelöste endogene verworrene Manie bei einer hypomanisch Veranlagten gewesen sein (Fall 4). Bei der Epidemie der Jahre 1890/91 wurde öfter — 7 Fälle nach Kirn — von manischen Zuständen berichtet. Die Durchsicht der vier mir zugänglichen Veröffentlichungen zeigt aber, daß diese Fälle sämtlich keine reinen manischen Influenzapsychosen sind (Kraepelins Fall 9-manisch gefärbte Verwirrtheit, Kraepelin Fall 4 wahrscheinlich eine ausgelöste endogene Psychose bei einem zwangskranken Psychopathen, Mispelbaums Fall 8 eine sichere zirkuläre Erkrankung, dessen Fall 9 ein Schwachsinn mit Erregungszuständen). Demnach dürfte von den manischen Influenzapsychosen nicht viel übrigbleiben. Dasselbe gilt für paranoische Zustände. Die ältere Literatur enthält keine derartigen Beobachtungen und auch unter meinen Fällen boten die mit Wahnvorstellungen und Eigenbeziehungen einhergehenden Erkrankungen (Fälle 8 und 20) keine rein paranoischen Bilder, sondern ließen andere Symptome mehr hervortreten; es handelte sich je um eine Halluzinose und eine hyperchondrische Depression mit verfolgenden Eigenbeziehungen. Notkin beschreibt dagegen einen Kranken (Fall 1), der bei einem Influenzaanfall mißtrauisch und gereizt wurde und Beeinträchtigungsideen äußerte: er werde vergiftet, die Nahrung werde ihm unterschlagen. Die paranoische Verstimmung endete mit einer leichten Depression. Da der Kranke früher nervös war und eine (reaktive?) Depression durchgemacht hatte, möchte ich mit Notkin annehmen, daß es sich nur um eine ausgelöste endogene Erkrankung gehandelt hat (periodische Depression mit paranoischen Zügen). Bei Notkins Fall 7 wurden nach Ablauf des deliranten Zustandes einzelne residuäre Wahnvorstellungen festgestellt. Als Residualwahn sind m. E. auch die „unlogischen Verfolgungs- und Größenideen" zu betrachten, die Demole bei einer „confusion mentale" beobachtete.

Neben der allen gemeinsamen Vorliebe der symptomatischen Psychosen für be
stimmte und zwar für die heteronomen Symptomenkomplexe haben manche Infektionen doch eine besondere Affinität zu gewissen Zustandsbildern und gewissen Symptomen: die Influenza bevorzugt depressive Zustände und eine depressive Färbung
aller Krankheitsbilder. Auch bei den Psychosen des Gelenkrheumatismus sind Angst-
affekte besonders häufig (Knauer[1]), während z. B. beim Typhus, auch bei der Tuberkulose, depressive oder manische Gestaltung der Psychosen überwiegt. Bei der
Chorea treten bekanntlich reizbare Verstimmungen sehr oft auf. Auf diese Verschiedenheiten ist in letzter Zeit von Knauer und Ewald hingewiesen worden.

Nervöse Begleiterscheinungen und Liquorbefunde.

Die Influenza führt bekanntlich nicht selten zu Neuritis und Polyneuritis
(vgl. S. 2). Bei den Influenzapsychosen fanden sich neuritische bzw. poly-
neuritische Begleiterscheinungen in acht Fällen. Fünfmal waren es leichtere
neuritische Störungen: Stiche, Ziehen, Schmerzen, Lähmungsgefühle in
den Beinen, seltener in den Armen, Druckempfindlichkeit der Nervenstämme
(Fälle 2, 3, 6, 7, 15). Bei zwei Kranken bestand eine schwere Polyneuritis
mit aufgehobenen, bzw. herabgesetzten Sehnenreflexen, Dehnungsschmerz,
Druckempfindlichkeit der Nerven, Hypotonie (Fälle 8 und 19). Die neuritischen
und polyneuritischen Begleiterscheinungen sind ein wertvolles Hilfsmittel, um
im Zweifelsfall Influenzapsychosen als solche zu erkennen. Polyneuritis bestand
auch in Pässlers Fall 7 (ängstliche Halluzinose). Besonderes Interesse verdient
unser Fall 8 (Halluzinose), bei dem neben völliger Areflexie der Sehnen Pupillenstarre vorlag, so daß der Verdacht auf Paralyse äußerst dringend war.
Symptomenbild und negativer Liquorbefund sprachen dagegen; schließlich wies
auch die histologische Untersuchung des Gehirns keine paralytischen Veränderungen nach. Es muß dahingestellt bleiben, ob die Pupillenstarre auf ophthal-
moskopisch nicht sichtbaren Veränderungen am Optikus oder auf Krankheits-
vorgängen in der Gegend des Okulomotoriuskerns beruhte. Vorübergehende
Pupillenstörungen sah auch Meyer zweimal bei Influenzapsychosen (Fälle 2
und 5). Franke beobachtete sie bei einer Enzephalomyelitis nach Grippe.

Leichte artikulatorische Sprachstörung fand sich zeitweise in unserem
Fall 8 und bei zwei Fällen Meyers (2 und 5). Sowohl unter unseren wie unter den
Fällen Meyers waren das dieselben Kranken, die auch Pupillenstörungen zeigten.

Zerebrale Herdsymptome kamen sonst nur bei der schweren, mit
Bronchopneumonie und Nephritis komplizierten Psychose des Falles 10 vor
(Perseveration, Patellarsehnenreflexe rechts stärker als links, Fußklonus beiderseits und Babinski rechts). Es war dies auch derjenige Fall, an dem Andeutungen
von Meningitis klinisch nachweisbar waren: Schmerzüberempfindlichkeit,
Bauchdeckenspannung. Hochgradige Kopfschmerzen wurden sehr oft im Beginn der Erkrankung angegeben. Bei Fall 4 traten die Halluzinationen während
heftiger Anfälle von Kopfschmerzen auf. Eine bemerkenswerte Beobachtung verdanke ich der Freundlichkeit von Professor Reichardt-Würzburg: eine „kurze,
akute, katatonische Psychose, schließlich in Bewußtlosigkeit von organischem
Charakter übergehend, die auf eine Lumbalpunktion hin sehr rasch verschwand,

---

[1] Knauer, Die im Gefolge des akuten Gelenkrheumatismus auftretenden psychischen
Störungen. Zeitschr. f. d. ges. Neur. u. Psych. 21. 1914.

nach einigen Tagen aber wieder erschien, auf eine neue Lumbalpunktion wieder verschwand ... Der Liquor war völlig normal ‚auch unter normalem Druck".

Schlafsucht wie bei der Economoschen Enzephalitis kam nie vor. Bei einem mit Schlafsucht einhergehenden Fall Meyers (Fall 11) hat es sich möglicherweise nicht um eine Influenzapsychose, sondern um die Economosche Krankheit gehandelt.

Der Liquor wurde in 7 Fällen untersucht. Sechsmal war der Befund in jeder Hinsicht regelrecht. Es handelte sich je einmal um einen Dämmerzustand und ein Delir (Fälle 2 und 7), die Halluzinose (Fall 8), die hyperkinetischen Erregungen (Fälle 10 und 12), einen Stupor (Fall 14); einmal fand sich mäßige Eiweißvermehrung und positive Nonnesche Reaktion; es war das die hypochondrische Depression des Falles 19, bei dem zugleich eine Polyneuritis bestand. Walter[1]) hat an den zahlreichen Polyneuritiden, die wir in der Lazarettabteilung der Klinik während des Krieges beobachten konnten, nachgewiesen, daß Eiweißvermehrung und positiver Nonne ein sehr häufiger Befund bei der infektiösen Polyneuritis sind. Unsere fast immer negativen Liquorbefunde bei Influenzapsychose stimmen mit den Angaben von Gross und Pappenheim überein, die in vier Fällen von meningitischen bzw. neuritischen Störungen bei Influenza ebenfalls keine Veränderungen am Liquor fanden. Auch unter unseren sechs liquornegativen Kranken waren drei (Fälle 2, 7, 8) mit neuritischen bzw. polyneuritischen Erscheinungen, so daß die Influenzaneuritis und -polyneuritis weniger leicht zu meningitischer Reizung zu führen scheint als andere infektiöse Polyneuritiden. Bemerkenswert ist besonders, daß die Polyneuritis mit Aufhebung sämtlicher Sehnenreflexe des Falles 8, der auch Pupillenstarre zeigte keine krankhaften Veränderungen am Liquor aufwies.

Psychische Störung und Schwere der Influenza.

Die Zahl der psychischen Störungen ging der Ausbreitung und Schwere der Epidemie parallel. Der erste minder gefährliche Anstieg der Epidemie im Sommer 1918 führte uns nur leichte psychische Störungen zu (Fälle 17 und 18); die meisten Erkrankungen traten erst bei dem weit schwereren zweiten Anstieg der Epidemie im Oktober und November 1918 auf; zwei Fälle folgten während des Abfalls der Epidemie von Februar bis Anfang April 1919. Im einzelnen Falle ließen sich jedoch keine festen Beziehungen zwischen psychischen Störungen und Schwere der körperlichen Erkrankung aufweisen. In der Mehrzahl waren es mittelschwere körperliche Erkrankungen (14 Fälle), die zu psychischen Störungen geführt hatten. Nur fünfmal lag eine schwere Influenza mit Pneumonie bzw. Nephritis vor (Fälle 7, 10, 11, 12, 14), während zweimal zu leichten körperlichen Störungen eine Psychose hinzugetreten war (Fälle 6, 21). v. Rad sah Delirien hauptsächlich bei Influenzapneumonien.

Beachtenswert ist, daß zweimal die Influenza mit Entbindung zusammentraf. Die an Halluzinose erkrankende Patientin 8 war grippekrank, als sie gebar; sie wurde psychotisch unmittelbar nach der Entbindung. Im Falle 12 war die Entbindung allerdings sieben Wochen dem Beginne der Influenza vorausgegangen; nachdem die Influenza in zwei Wochen abgelaufen war, brach die Psychose aus.

---

[1]) F. K. Walter, Zur Frage der Lokalisation der Polyneuritis. Zeitschr. f. d. ges. Neur. u. Psych. **44**, Heft 1/2. 1918.

Ladame erwähnt ebenfalls zwei Fälle, bei denen die Grippepsychose bald nach Entbindungen auftrat.

Beginn, Dauer und Ausgang.

In den Jahren 1890/91 wurden nach der Zusammenstellung Kirns bedeutend mehr postfebrile als febrile Psychosen beobachtet (51:22). Da das Fieber bei der Influenza meist nicht kritisch, sondern lytisch abfällt, andererseits oft nur kurze Zeit dauert, während die körperlichen Krankheitserscheinungen, wie Nasen-, Rachen-, Bronchialkatarrhe, Nephritis noch länger anhalten, erscheint es mir zweckmäßiger, den Beginn der psychischen Störungen nicht nach der Dauer des Fiebers, sondern nach der der gesamten körperlichen Krankheitserscheinungen zu bestimmen. Auch diese Berechnung macht im einzelnen Falle große Schwierigkeiten, besonders wenn sie lediglich auf die Angaben der Kranken angewiesen ist.

Es lassen sich dann während der Influenza ausgebrochene, (8) und nach der Influenza entstandene Psychosen (11) unterscheiden. Bei genauerer Betrachtung ergeben sich für jede Gruppe noch zwei Unterabteilungen: Beginn auf der Höhe der Influenza (4), gegen Ende der Influenza (4), unmittelbar nach Ablauf (7), und einige Zeit (3—10 Tage) nach Ablauf der körperlichen Erkrankung (4). Der Zahlenunterschied zwischen den „grippösen“ und den „postgrippösen“ Psychosen ist also nicht so groß wie der von Kirn angegebene Unterschied zwischen febrilen und postfebrilen Psychosen. Letzteres würde sich an meinem Material sogar in dem Verhältnis von nur 5 febrilen zu 14 postfebrilen Störungen darstellen.

Da in den Veröffentlichungen aus der vorjährigen Epidemie Dauer des Fiebers und Dauer der körperlichen Krankheitserscheinungen nicht immer getrennt sind, kann ich die Beobachtungen Anderer mit den meinen nicht genau vergleichen. Immerhin überwiegen auch bei den meisten anderen Beobachtungen die postfebrilen, bzw. postgrippösen Erkrankungen.

Riese: 3 postgrippöse, 1 grippöser Fall,

Weber: 5 postfebrile, 2 febrile Fälle,

Hitzenberger: 28 postfebrile, 17 febrile Fälle,

ähnlich v. Rad (keine genauen Zahlenangaben).

Dagegen Notkin: 2 postfebrile, 2 febrile Fälle,

Meyer: 5 intervalläre, 5 febrile Fälle (wenn ich die von Meyer selbst als unklar bezeichneten Fälle außer Betracht lasse).

Die Beziehungen zwischen Krankheitsbeginn und Symptomenbild ergeben sich aus folgender Tabelle:

	Grippöse Erkrankungen		Postgrippöse Erkrankungen	
Dämmerzustand	I	1	II, III	2
Delir	IV, V, VI	3	VII	1
Halluzinose	VIII	1	—	
Verwirrtheit	—	—	IX	1
Hyperkinetische Erregung . . .	X	1	XI[1]), XII	2
Stupor	XIII	1	XIV	1
Depression	XVIII	1	XV—XVII, XIX	4
Zusammen		8		11

[1]) Fall 11 ist zu den postgrippösen Erkrankungen zu rechnen, weil das im Anfange vorhandene Fieber wahrscheinlich mit einer schon vor der Influenza bestehenden Cystitis

Delirien und Halluzinose beginnen also häufiger bzw. ausschließlich während der Dauer der körperlichen Erkrankung. Dämmerzustände, Verwirrtheit, hyperkinetisch-akinetische Formen und Depressionen entstanden vorzugsweise nach Ablauf der körperlichen Krankheitserscheinungen. Stuporzustände sind gleichmäßig auf die grippöse und nachgrippöse Zeit verteilt.

Daß Delirien sich häufiger während der Zeit des Fiebers und der schweren körperlichen Krankheitserscheinungen fanden, entspricht geläufigen Erfahrungen, die auch auf die vorletzte Influenzaepidemie zutreffen (Kirn). Amentiabilder, d. h. Verwirrtheiten, hyperkinetische Erregungen und Halluzinosen gelten als bevorzugte Erkrankungen der postinfektiösen Zeit, was auch von Kirn bezüglich der Influenza angegeben wurde. Nach meinen Erfahrungen trifft das nur auf die Verwirrtheit und die hyperkinetisch-akinetischen Formen zu. Daß Depressionen fast ausschließlich in der postinfektiösen Zeit auftraten, bestätigt ebenfalls die Erfahrungen von 1890/91. Kirn fand „Melancholien" nur als postfebrile Erkrankungen. Allerdings war gerade bei den Depressionen, deren Symptome sich nicht so deutlich von den durch die Grippe bedingten körperlichen Schwächezuständen abheben, der Beginn der psychischen Veränderung nicht immer genau zu bestimmen. Mancher der Depressionszustände mag auch schon während der körperlichen Erkrankung begonnen haben. Ich möchte daher für die Depressionszustände aus dem Zeitpunkt des Krankheitsbeginns keine weitgehenden Schlüsse ziehen.

Die Dauer der Psychosen schwankte in weiten Grenzen, zwischen 3 Tagen und 6 Monaten, wobei die langdauernden überwogen (11:8). Eine Dauer bis zu 30 Tagen ist als kurze gerechnet. Die eingeklammerten Zahlen bedeuten die Gesamtdauer mit Einschluß des Nachstadiums. Bei mehreren schweren Psychosen blieb nach Ablauf der schweren Krankheitserscheinungen längere Zeit ein depressives oder ängstliches Nachstadium (Fälle 1 und 7) oder ein affektlabiler nervöser Schwächezustand zurück, entsprechend den hyperästhetisch-emotionellen Schwächezuständen Bonhoeffers (Fall 3 und 9). Da diese Zustände sich ganz allmählich verloren, ist ihre Dauer nur annähernd zu bestimmen.

Die Beziehungen zwischen Krankheitsdauer und Zustandsbild sind in folgender Tabelle dargestellt:

Symptomenbild	Dauer in Tagen	Kurze Dauer	Lange Dauer
Dämmerzustand	5 (30), 65, 23 (150)	2 (1)	1 (2)
Delirien	3, 14, 15, 42 (90)	3	1
Halluzinose	150 †	—	1
Verwirrtheit	14	1	—
Hyperkinetische Erregung .	10 †, 135, 135 †	1 (?)	2
Stupor	30, 165	1	1
Depression	60 (180), 180, 120, 60, mehr als 30	—	5
		8	11

Demnach hatten Dämmerzustände, Delirien und Verwirrtheiten meist (bzw. ausschließlich) eine kurze Dauer, hyperkinetische Erregungen mit anschließendem Stupor dauerten lange, ebenso die Halluzinose und sämtliche Depressionen;

zusammenhing. Auch lag zwischen der eigentlichen Influenza und dem Ausbruch der Psychose eine mehrtägige Zwischenzeit von den beiden einfachen Stuporzuständen nahm der eine einen kurzen, der andere einen langhingezogenen Verlauf.

Zwischen dem Zeitpunkt des Krankheitsbeginns und der Dauer der Psychose herrschten folgende Beziehungen:

Grippöse Psychosen	Kurze Dauer	6	Lange Dauer	2
Dämmerzustand	I	1	—	—
Delirien	IV, V, VI	3	—	—
Halluzinose	—	—	VIII	1
Verwirrtheit	—	—	—	—
Hyperkinetische Erregung	X	1	—	—
Stupor	XIII	1	—	—
Depression	—	—	—	1

Postgrippöse Psychosen	Kurze Dauer	2	Lange Dauer	9
Dämmerzustand	III	1	II	1
Delirien	—	—	VII	1
Halluzinose	—	—	—	—
Verwirrtheit	IX	1	—	—
Hyperkinetische Erregung	—	—	XI, XII	2
Stupor	—	—	XIV	1
Depression	—	—	XV—XVII, XIX	4

Unter den grippösen Psychosen überwogen also die kurzen Verläufe ebenso erheblich wie unter den postgrippösen die langen. Beides stimmt im Groben mit Angaben Kirns aus den Jahren 1890/91 überein. Kirns „febrile" Psychosen nahmen sämtlich einen kurzen Verlauf, die „postfebrilen" dauerten 6—8 Wochen. Daß es auch kurze postfebrile bzw. postgrippöse Psychosen gibt, bestätigen die Fälle Webers, die zum Teil nach Fieberabfall bzw. nach der Influenza entstanden und sämtlich einen sehr raschen Verlauf nahmen. Dasselbe lehren zwei Fälle Notkins und die Beobachtungen Rieses: wir finden unter letzteren zwei postgrippöse Psychosen mit kurzen und eine mit langem Verlauf, sowie eine kurze grippöse Psychose.

Der Ausgang der Psychosen war in 14 Fällen Heilung. Höchst wahrscheinlich ist auch die hypochondrische Depression des Falles 19 in Heilung ausgegangen; der Kranke wurde gebessert aus der Etappe zurückbefördert. 4 Kranke starben, jedoch keiner an der Gehirnstörung allein. Fall 10 erlag ihrer Bronchopneumonie und Nephritis; die Psychose hat kaum zu dem ungünstigen Ausgang beigetragen, da der psychische Zustand sich einige Tage vor dem Tode wesentlich gebessert hatte. Ähnlich sind die tötlichen Ausgänge in mehreren Fällen Hitzenbergers und bei der ersten Kranken Meyers zu beurteilen. Unsere Fälle 12 und 5 starben an Ruhr, die letztere Kranke erst, nachdem sie von der Influenzapsychose genesen war. Auch bei Fall 8 hat eine leichtere, von der Kranken überstandene Ruhr an der zunehmenden Entkräftung und dem schließlichen tötlichen Ausgang mitgewirkt. Die Influenzapsychosen dürfen demnach als heilbare, gutartige Erkrankungen bezeichnet werden. Die Beobachtungen von Weber, Ladame, Notkin, Riese stimmen damit überein, soweit die Fälle bis zum Ende verfolgt worden sind. Wenn früher — vgl. Kirn — vereinzelt Ausgänge in geistige Schwächezustände und chronische Verläufe beobachtet worden sind, hat es sich zweifellos um andersartige Erkrankungen,

besonders um Dementia praecox gehandelt. Auch ich sah drei Kranke, die
znächst den Eindruck eines Dämmerzustandes, einer Verwirrtheit bzw. Halluzinose bei Influenza machten, sich aber weiterhin als eine Schizophrenie bzw.
Katatonie entpuppten.

Gehirnbefunde.

Makroskopische Veränderungen fanden sich an den Gehirnen der vier verstorbenen Kranken nicht.

Gleichartige mikroskopische Befunde zeigten die Fälle 8 und 12, die nach
fünfmonatiger Dauer einer Halluzinose bzw. einer hyperkinetisch-akinetischen
Psychose gestorben waren. Der Wert der Befunde wird allerdings dadurch
getrübt, daß Fall 12 an Ruhr gestorben ist und auch Fall 8 eine Ruhr durchgemacht hatte, die an der zunehmenden Entkräftung wesentlich beteiligt war.
In beiden Fällen fehlten entzündliche Veränderungen an der Pia und den
Gefäßen. An den Gefäßen des Markes, viel weniger der Rinde, lagen zahlreiche
lipoide Abbauprodukte, teils in den Adventitialzellen, zum größeren Teil in
Abräumzellen innerhalb der Adventitialscheide bzw. in den Maschen der Pia.
Die Nervenzellen der Hirnrinde zeigten durchweg schwere Veränderungen,
am stärksten die kleineren Zellen der Körnerschichten und der 6. Schicht.
Tigroidschollen waren nirgends mehr abgrenzbar, das Protoplasma bestand aus
einer feinkörnigen Masse, war von Vakuolen durchsetzt oder zerklüftet, besonders in der Umgebung des Kerns. Andere Zellen waren im ganzen dunkel
gefärbt. Viele Zellen trugen Einbuchtungen, in die sich vergrößerte Gliatrabantzellen drängten, besonders in der 6. Schicht. Die Kerne färbten sich vielfach
dunkel. Die Kernkörperchen waren oft verzerrt, die Zellfortsätze weithin
sichtbar und geschlängelt. Zellschatten fanden sich häufig. Bei Fall 8 waren
diese Veränderungen ausgedehnter und schwerer als bei Fall 12. Das stimmt mit
dem klinischen Befunde insofern überein, als Fall 8 schwerere Krankheitssymptome (Areflexie, Pupillenstarre, zeitweilige Sprachstörung) zeigte, während
Fall 12 in psychischer Hinsicht auf dem Wege der Besserung war. Paralytische
Veränderungen fehlten bei Fall 8 durchaus.

Bei Frau R. (Fall 5), die mehrere Wochen nach Ablauf ihrer Psychose an
Ruhr gestorben war, fanden sich wesentlich geringere Veränderungen: Ansammlung lipoider Stoffe an den Markgefäßen und leichtere Zellveränderungen.

Soweit diese Befunde nicht etwa mit der Ruhr und der hochgradigen Entkräftung zusammenhängen, dürften sie toxisch-infektiöse Gehirnschädigungen darstellen. Jedenfalls sind es keine entzündlichen Veränderungen.

Ganz anders war der Befund bei Fall 10, der Kranken, die an Bronchopneumonie und Nephritis gelitten hatte und nach einer schweren hyperkinetischen Erregung mit leichten meningitischen und Herdsymptomen zugrunde gegangen
war. Hier lagen deutliche, wenn auch keineswegs massige Endzündungserscheinungen vor. In den Piamaschen und den Adventitialscheiden, besonders der Markgefäße, fanden sich Lymphozyten, die allerdings nirgends
dichte Infiltrate bildeten. Lipoide Stoffe wesentlich geringer als in den Fällen 8
und 12, Gliazellen vielfach den Gefäßen entlang aufgereiht, Nervenzellveränderungen viel weniger ausgesprochen wie in den Fällen 8 und 12. Hier liegt offenbar eine diffuse infektiöse Meningoenzephalitis vor.

Auf Grund der histopathologischen Befunde lassen sich demnach zwei wesensverschiedene Arten von Influenzapsychosen unterscheiden. Die große Mehrzahl stellt toxisch-infektiöse Enzephalopathien dar. Ihnen fehlen klinische Erscheinungen von Meningitis und sichere Herdsymptome. Sehr viel seltener sind die psychischen Störungen Ausdruck einer diffusen infektiösen Meningoenzephalitis, wobei dann meningitische Krankheitszeichen und Herdsymptome beigesellt sein dürften. Bemerkenswert ist jedoch, daß auch in dem Falle 10 der Liquor regelrechte chemische Beschaffenheit und normalen Zellgehalt hatte. Die toxisch-infektiöse Enzephalopathie bei Grippe kann einen kurzen oder langen Verlauf nehmen, hinterläßt aber keine dauernden Ausfallserscheinungen, wie es beim Typhus gelegentlich vorkommt. Ob die diffuse Meningo-enzephalitis der Influenza immer — wie in unserem Falle 10 — rasch abläuft, muß noch dahingestellt bleiben.

Eine wichtige klinische Lehre ist jedenfalls diesen Befunden zu entnehmen: ein langer, bis zu einem halben Jahr dauernder Krankheitsverlauf beweist nicht, daß die Psychose von der Infektionskrankheit unabhängig, nur ausgelöst sei. Wenn es sich um endogene, ausgelöste, der manisch-depressiven Gruppe oder der Dementia praecox angehörende Erkrankungen handelte, so könnten nicht die charakteristischen histologischen Befunde der Fälle 8 und 12 vorliegen. Die langdauernden Influenzapsychosen hängen ebenso eng mit der Infektionskrankheit zusammen, wie die oft ebenso lang dauernden Polyneuritiden, z. B. die postdiphterischen Lähmungen. Sie müssen durch eine besonders feste Verankerung von Toxinen im nervösen Gewebe erklärt werden; oder die betreffenden Kranken sind noch Keimträger und die zuruckgebliebenen, in anderer Hinsicht abgeschwächten Keime produzieren immer neue, das nervöse Gewebe elektiv schädigende Toxine. Die Unterschiede zwischen Enzephalopathie und Meningoenzephalitis bei Grippe erinnern an die Verschiedenheiten von Paralyse und Lues cerebri.

Alter und Geschlecht.

Alter	Symptomenbilder	Zahl
11.—20. Jahr . . .	2 hyperk. Erregungen	2
21.—30. Jahr . . .	1 Dämmerzust., 1 Delir., 1 Halluz., 2 Depressionen	5
31.—40. Jahr . . .	2 Dämmerzust., 2 Delir., 1 Verwirrtheit, 1 hyperkin. Erregung, 2 Stupor, 3 Depressionen	11
41.—50. Jahr . . .	—	—
51.—60. Jahr . . .	1 Delir.	1

Wie die Influenza überhaupt das mittlere und jüngere Lebensalter bevorzugt, so stand auch die Mehrzahl unserer psychisch Erkrankten zwischen dem 21. und 40. Jahr. Das vierte Jahrzehnt übertraf dabei das dritte Jahrzehnt um mehr als die doppelte Zahl von Erkrankungen. Während zwischen dem 11. und 20. Jahr sich immerhin 2 Fälle fanden, blieben Psychosen nach dem 40. Jahr ganz vereinzelt. Die von Weber, Notkin, Hitzenberger, v. Rad und Meyer mitgeteilten Fälle fügen sich dem ein. Daß auch im ersten Jahrzehnt Influenzapsychosen vorkommen können, zeigt der im Jahre 1890 von Ewald beobachtete Fall eines 7jährigen Knaben (Dämmerzustand).

Die während der Epidemie 1918/19 von mir beobachteten Fälle waren bis auf Fall 16 sämtlich Frauen. Bei den im Felde erkrankten Männern fehlten Halluzinosen, Verwirrtheitszustände, hyperkinetische Erregungen. Bekanntlich sind die Verwirrtheiten und hyperkinetischen Erregungen überhaupt bei Männern seltener. Auch bei den Kranken Notkins, v. Rads und Demoles überwogen die Frauen, während Weber und Meyer mehr Männer erkranken sahen. Bei Riese und Hitzenberger waren es ungefähr ebensoviele Männer als Frauen. Eine Gesetzmäßigkeit besteht hier also auch nicht.

Veranlagung.

Persönliche Disposition in Form von abnormen Wesenszügen fand sich sechsmal in ausgesprochener Weise. Berücksichtigt man auch leichtere, noch in die Breite des Normalen fallende persönliche Besonderheiten, so steigt die Zahl auf 8. Erbliche Belastung lag fünfmal vor, und zwar dreimal bei auch persönlich Disponierten. Insgesamt ist also etwas weniger als die Hälfte der Kranken als sicher veranlagt zu betrachten (8 : 19). Von Meyers sicheren Influenzapsychosen war nur ein Drittel veranlagt.

Die Beziehungen der Veranlagung zum Symptomenbild, zum Krankheitsbeginn und zur Krankheitsdauer sind aus den folgenden Zusammenstellungen ersichtlich.

Veranlagung und Symptomenbild

	Persönliche Disposition	Erbliche Belastung	Veranlag. überhaupt
Dämmerzustand	III	—	1 : 3
Delir	V, VI	V	2 : 4
Halluzinose	—	—	0 : 1
Verwirrtheit	—	IX	1 : 1
Hyperkinetische Erregung .	XI	XI	1 : 3
Stupor	—	XIV	1 : 2
Depression	XVII, XVIII	XVIII	2 : 5

Erhebliche Unterschiede in der Veranlagung der einzelnen Symptomenbilder sind demnach nicht vorhanden.

Veranlagung und Erkrankungszeitpunkt:

	Persönliche Disposit on	Erbliche Belastung	Veranlag. überhaupt·
Grippöse Psychosen .	V, VI, XVIII	V	3 : 8
Postgrippöse Psychosen	III, XI, XVII	VII, IX, XI, XIV	6 : 11

Die Veranlagung der postgrippös Erkrankten ist also weit größer als die der während der eigentlichen Influenza psychotisch Gewordenen. Das steht in Übereinstimmung mit dem Ergebnis Kirns, bei dem sich die Veranlagten zur Gesamtzahl der febrilen bzw. postfebrilen Psychosen verhielten wie 5 : 22, bzw. wie 24 : 51. Unter den zahlreichen Kranken Hitzenbergers war erbliche Belastung und persönliche Prädisposition wesentlich seltener; 2 : 8 bei den febrilen, 3 : 30 bei den postfebrilen Erkrankungen. Berechne ich in meinem Material die entsprechenden Werte nicht nur für die großen

Gruppen der grippösen und postgrippösen Psychosen, sondern auch für die oben erwähnten Untergruppen: Beginn auf der Höhe der Erkrankung, Beginn gegen Ende der Erkrankung, Beginn unmittelbar nach Ablauf der Erkrankung und Beginn einige Zeit nach Ablauf der Influenza, so wird noch deutlicher, daß **die Bedeutung der Veranlagung stetig steigt mit der Entfernung des Beginns der Psychose von der Höhe der körperlichen Erkrankung.**

Veranlagung und Krankheitsdauer.

	Persönliche Disposition	Erbliche Belastung	Veranlag. überhaupt
Kurze Dauer	III, V, VI	V, IX	4 : 8
Lange Dauer	X, XIV, XVII, XVIII	XI, XIV, XVII	5 : 11

Ein wesentlicher Unterschied in der Veranlagung der kurzen und der langdauernden Psychosen besteht also nicht.

Die Arten der persönlichen Disposition waren:

zweimal depressive Veranlagungen — einmal ernstes, einmal leicht ängstliches Wesen —, die aber beide vielleicht noch innerhalb der Grenzen des Normalen lagen: Fälle 7 und 14;

einmal erhöhte Erregbarkeit, noch an der Grenze des Krankhaften: Fall 2,

zweimal affektlabile Konstitution: Fälle 17 und 18,

einmal zornig-reizbare Psychopathie: Fall 3,

zweimal Imbezillität leichten Grades: Fälle 5, 6,

einmal früher überstandene psychische Störungen bei Infektionskrankheiten: Fall 11, als Kind Fieberdelirien.

Die erblichen Belastungen waren:

zweimal Melancholien bei Geschwistern (Fälle 7 und 9),

einmal Hysterie bei einer Schwester (Fall 5),

einmal Nervosität beim Vater (Fall 18),

zweimal Infektionspsychose bei der Schwester (Fälle 11 und 15, zwei Schwestern);

Es handelte sich also um **Imbezillität** (2), **depressive Veranlagung und Belastungen** (3), **andere psychopathische Konstitutionen** (5); bei 2 Kranken fand sich familiäre bzw. persönliche Anlage zu Infektionspsychosen. Beachtenswert ist, daß Defektpsychosen (Epilepsie, Dementia praecox, paranoide Defektpsychosen, senile Demenz u. a.) unter den Belastungen fehlten. Hinsichtlich der Disposition besteht also höchstens eine Verwandtschaft der Influenzapsychosen zu den endogenen Depressionen, nicht aber zu den Defektpsychosen.

Die depressive Veranlagung fand sich bei einem Delir (Fall 7, leicht ängstliches Wesen), einer Verwirrtheit (Fall 9, 3 Geschwister melancholisch), einem Stupor (Fall 14, sehr ernstes Wesen). Die Veranlagungen bei den reinen Depressionszuständen war dagegen nicht depressiver Art, sondern affektlabile Konstitution bei den Fällen 17 und 18.

Die Veranlagung bzw. Belastung durch **psychopathische Konstitutionen** (mit Ausnahme der depressiven Veranlagung) betraf zwei Dämmerzustände (Fall 2 und 3), ein Delir (Fall 5) und zwei Depressionen (Fälle 17 und 18).

Die Veranlagung durch Imbezillität betraf zwei Delirien. (Fälle 5 und 6.)

Die bemerkenswerteste Tatsache ist indessen, daß es eine persönliche und familiäre Veranlagung zu Infektionspsychosen gibt. Die Schwestern B. (Fälle 11 und 14) erkrankten beide an Influenzapsychosen, eine derselben (Fall 11) hatte schon als Kind an Fieberdelirien gelitten. Beide Kranken machten Psychosen der Amentiagruppen durch: hyperkinetisch-akinetische Psychose bzw. Stupor. Solche Beobachtungen stehen nicht vereinzelt da, haben aber bisher nicht die ihnen m. E. gebührende Beachtung gefunden. Bonhöffer[1] bemerkt bei einer Kritik des Krankheitsbegriffes der „periodischen Amentia", daß es Individuen gebe, die auf akut infektiöse Schädigungen wiederholt mit amentiaartigen Störungen reagierten, ebenso wie gewisse Kinder leichter Fieberdelirien bekämen als andere. Bödler führt eine Beobachtung Griesingers an, einen Mann, der im Anschluß an eine unbedeutende körperliche Erkrankung ein „akutes Delirium" durchmachte und früher bei einer Blatternerkrankung und ein andermal bei Pneumonie an Aufregungszuständen gelitten hatte. Ewald[2] berichtet in seiner Bearbeitung der in den letzten Jahren an der Rostocker Klinik beobachteten symptomatischen Psychosen von einem Soldaten, der seit seiner Kindheit zu wiederholten Malen bei fieberhaften Erkältungen an kurzen ängstlichen Delirien erkrankt war, und bespricht eine unter einem hyperkinetisch-akinetischen Bilde verlaufende Typhuspsychose (Fall 2), deren Trägerin vor 12 Jahren eine symptomatisch ganz ähnliche septische Puerperalpsychose durchgemacht hatte. Er schließt daraus, daß bei solchen symptomatischen Psychosen neben der Infektion die Veranlagung von wesentlicher Bedeutung sein müsse. Besonders die protahiert verlaufenden Amentiafälle seien vielleicht völlig von den anderen symptomatischen Psychosen (besonders den Delirien und Dämmerzuständen) zu trennen und als eine eigene Erkrankung, in der der Faktor der Veranlagung eine überwiegende Rolle spiele, aufzufassen.

Auf dem Gebiete der Puerperal- und Laktationspsychosen sind ähnliche Beobachtungen von Jolly[3] gemacht worden: eine Kranke mit puerperalem Fieberdelir hatte früher ein Erysipeldelir durchgemacht, eine andere Kranke machte zuerst eine Amentia in der Laktation durch (Infektion?) und erkrankte später an einem Delir bei Kopfrose. Bei einer dritten Kranken wiederholte sich eine Amentia in zwei Wochenbetten, doch ist bei diesem Falle nicht gesagt, ob es sich um symptomatische Psychosen bei fieberhaftem Wochenbett gehandelt hat.

Die letzte Influenzaepidemie hat nun noch mehrere, den meinen ähnliche Beobachtungen zutage gefördert: der Bruder von Rieses drittem Kranken hatte ebenfalls an einer Amentia bei Influenza gelitten, und die fünfte Kranke Rieses hatte 16 Jahre vor ihrer Influenzapsychose eine Puerperalpsychose überstanden. Allerdings ist nicht gesagt, ob es sich um eine infektiöse Puerperalpsychose ge-

---

[1] Bonhöffer, Die Psychosen im Gefolge von akuten Infektionen. Aschaffenburgs Handbuch 1912, S. 73.

[2] Ewald, Zur Frage der klinischen Zusammengehörigkeit der symptomatischen Psychosen. Monatsschr. f. Psych. u. Neur. **44**, Heft 3/4, S. 154. 1918.

[3] P. L. Jolly, Beiträge zur Statistik und Klinik der Puerperalpsychosen. Arch. f. Psych. **48**, 1911. S. 822.

handelt hat. Während Riese bei seinem 5. Fall auch eine in Schüben verlaufende Katatonie in Betracht zieht, denkt er bezüglich des Falles 3 „an eine familiäre Disposition, ...die sich in ganz bestimmter Richtung bewegt und nur ganz bestimmte Reaktionstypen zu erzeugen imstande ist". Ein Kranker Meyers (Fall 12) war vor vier Jahren im Anschluß an eine Appendizitis an einer drei Wochen dauernden akuten Psychose mit Inkohärenz, motorisch-sprachlicher Erregung und Desorientierung erkrankt; nach gesunder Zwischenzeit verfiel Patient 1918 bei Grippe erneut in eine offenbar gleichartige psychische Störung: schwere psychomotorische Erregung, Unfixierbarkeit, Inkohärenz, örtlich-zeitliche Desorientierung; Stimmung wechselnd, zornmütig, abweisend, expansiv. Tötlicher Ausgang durch Grippepneumonie nach drei Wochen. Meyer erwägt Dementia praecox — für die m. E. außer den psychomotorischen Symptomen nichts spricht — und Amentia katatonischer Art bei besonderer Disposition zu symptomatischen Psychosen. Die Zustandsbilder der beiden Psychosen entsprechen den von mir geschilderten hyperkinetischen Erregungen.

Hitzenberger erwähnt kurz zwei postgrippöse Amentiafälle, die schon einmal im Anschluß an Erysipel bzw. Typhus eine Amentia durchgemacht hatten.

Um zu entscheiden, ob die sonst gelegentlich und jetzt bei der Influenzaepidemie gemachten Beobachtungen nur Zufälligkeiten darstellen oder der Ausdruck einer Gesetzmäßigkeit sind, habe ich die gesamten während der letzten $3^1/_2$ Jahre in Rostock-Gehlsheim beobachteten symptomatischen Psychosen herangezogen und konnte feststellen, daß mit Einschluß der Influenzapsychosen in 6 unter 46 Fällen eine individuelle Disposition zu symptomatischen Psychosen vorlag, die sich in wiederholten symptomatischen Psychosen derselben Individuen äußerte. In 3 Fällen fand sich eine familiäre Veranlagung zu Infektionspsychosen, indem mehrere Geschwister an gleichen oder ähnlichen Psychosen erkrankten. Ich führe die Beobachtungen kurz an.

Wiederholte symptomatische Psychosen.

a) Frau Frieda Joh., geb. 1881.

1. Psychose 1902 mit 28 Jahren. Stupor mit Angst und Halluzinationen bei fieberhaftem Gelenkrheumatismus (gonorrhoische Arthritis?), 6 Wochen nach Entbindung.

2. Psychose 1919, mit 38 Jahren. Kurze hyperkinetische Erregung mit anschließendem Stupor bei puerperaler Infektion (ulzeröse Vaginitis). Tod nach 14 Tagen an Erysipel.

Pat. war vor und nach der 1. Psychose etwas erregbar, ärgerte sich leicht über Kleinigkeiten, litt viel an Kopfschmerzen; in der Aufregung zitterte sie und brachte manchmal kein Wort heraus. Sie war eifersüchtig und übertrieben fromm. Wiederholt war sie mehrere Tage verstimmt, weinte, arbeitete nicht. Hysterische Konstitution mit kurzen Verstimmungen, zweifelhaft ob reaktiver oder autochthoner Art.

b) Frau Marie Wa., geb. 1862.

1. Psychose 1887 mit 25 Jahren. Hyperkinetische Erregung mit folgendem Stupor bei puerperaler Infektion (2. Entbindung). Während der Psychose in einer Nacht 10 epileptische Anfälle (Urämie, Nephritis?). Dauer 2 Jahre. Heilung.

2. Psychose 1897 mit 35 Jahren. Hyperkinetische Erregung mit folgendem Stupor nach Eklampsie im 7. Monat der 5. Schwangerschaft. Dauer 6 Wochen.

3. Psychose 1900 mit 38 Jahren. Hyperkinetische Erregung, dann Stupor im 6. Wochenbett (wahrscheinlich Nephritis, hatte Ödeme). Dauer 2 Monate.

4. Psychose 1918 mit 56 Jahren. Hyperkinetische Erregungen im Wechsel mit Stupor nach fieberhafter Erkältung mit Nephritis; † nach 5 Monaten an Ruhr.
Pat. litt in jeder Schwangerschaft an Hyperemesis und Ödemen.

c) Frau Marie Be., geb. 1878. (Ewalds Fall 2.)

1. Psychose 1905 mit 27 Jahren. Hyperkinetische Erregung mit nachfolgendem Stupor bei puerperaler Infektion, Dauer ca. 1 Jahr. Heilung.
2. Psychose 1917 mit 39 Jahren. Hyperkinetische Erregung mit folgendem Stupor bei Typhus. Dauer 1 Jahr. Heilung.

d) Frau M. R.[1]), 45 Jahre. Vater vom 59. bis 69. Jahr wegen depressiver Defektpsychose (Dem. senilis?) in Gehlsheim; hier gestorben.

1. Psychose 1904. Verwirrtheit bei puerperaler Infektion. Dauer $1/_2$ Jahr, Heilung.
2. Psychose Frühjahr 1919. Verwirrtheit nach Influenza. Dauer 2 Wochen. Heilung.

e) Fräulein Gertrud Bo., geb. 1899. (Fall 11 dieser Arbeit.)

1. psychische Störungen 1910 mit 11 Jahren. Wiederholte Fieberdelirien.
2. Psychose 1918/19 mit 19 Jahren. Hyperkinetische Erregung mit folgendem Stupor bei Influenza. Dauer $4^1/_2$ Monate. Heilung. Schwester machte ebenfalls eine Influenzapsychose durch.

f) Gefreiter K. W., geb. 1892. (Vgl. Ewald, S. 154.)

Seit Kindheit wiederholte kurze ängstliche Delirien bei fieberhaften Erkrankungen.

Ich kann noch 2 Fälle anfügen, die in der Klinik sichere symptomatische Psychosen durchmachten und vor Jahren je eine kurze Psychose überstanden hatten, deren Zusammenhang mit Infektionskrankheiten allerdings nicht ganz feststeht. Nach Verlauf und Zustandsbild ist es aber wenig wahrscheinlich, daß damals endogene Erkrankungen vorgelegen haben.

g) Fräulein Marie Kl., geb. 28. X. 1886.

1. Psychose 1914 mit 28 Jahren. War vorher erkältet, hatte heftige Rücken- und Magenschmerzen. 10 Tage in einem Krankenhause wegen psychischer Störung, über die nichts Genaueres zu erfahren war, behandelt.
2. Psychose 1917, mit 31 Jahren. Verworrene hyperkinetische Erregung mit folgendem Stupor bei schwerer Nephritis. Dauer 8 Monate. Heilung.

h) Fräulein Else Kä., geb. 16. V. 1894.

1. Psychose mit 20 Jahren 1916. Anlaß unbekannt. Nach Schilderung der Eltern Verwirrtheitszustand mit Unruhe, Beten, Äußerung vieler zusammenhangloser religiöser Vorstellungen. Dauer 3 Tage.
2. Psychose mit 25 Jahren 1919. Nach voraufgegangener fieberhafter Erkältung (Influenza?). Stupor mit einleitender kurzer verworrener Erregung, die ärztlich nicht beobachtet wurde. Dauer 4 Wochen. Heilung.

Wesentlich seltener als die individuelle Disposition zu Infektionspsychosen scheint eine familiäre Veranlagung zu solchen zu sein.

Riese, der zuerst auf dieselbe hinwies, berichtet von zwei Brüdern, deren jeder eine Influenzaverwirrtheit durchmachte. Aus meinem Material gehören hierher die Schwestern B. (Fälle 11 und 14), von denen die eine (Fall 11) auch individuell zu Infektionspsychosen disponiert war; ferner eine schon von Ewald erwähnte Familie (Fall 13 jener Arbeit), in der die eine Schwester mit 30 Jahren (1912) eine Verwirrtheit im Anschluß an Pyelonephritis post partum überstand

---

[1]) Ich verdanke die Kenntnis dieses Falles der Freundlichkeit des Herrn Kollegen Walter, in dessen Bekanntenkreise sich derselbe ereignete.

und eine andere Schwester (Januar 1918) mit 34 Jahren an einer Amentia bei Influenzapneumonie[1]) litt. Die Mutter dieser Schwestern war schwer psychopathisch und hatte Anfälle (ob epileptische oder hysterische, konnte nicht mehr sichergestellt werden). Eine Base der Schwestern ist ebenfalls hochgradig psychopathisch und war wegen Zwangsvorstellungen mehrfach in Rostock in Behandlung. Weitere Angaben liegen m. W. in der Literatur nicht vor. Es ist bisher auch nicht beobachtet worden, daß die Disposition zu Infektionspsychosen von einer Generation auf die folgende übertragen wurde. Die Mutter der beiden Ewald- schen Schwestern war zwar auch abnorm veranlagt, zeigte aber lediglich eine schwere psychopathische Konstitution. Es handelt sich daher genau genommen nur um „Geschwisterveranlagung", nicht um eine „familiäre" Disposition in strengem Sinne.

Die eigenen und fremden Beobachtungen zeigen nun weiter, daß die individuelle Disposition zu Infektionspsychosen fast immer auch einseitig in der Richtung ist, daß bei wiederholten Erkrankungen immer dasselbe Zustandsbild auftritt. Der eine Kranke (Fall f) leidet stets an Delirien, der andere (Fall d) nur an Verwirrtheiten, ein dritter (Fall a) immer an Stuporzuständen, zwei Kranke (Fälle b und c) machen jedesmal hyperkinetischakinetische Psychosen durch. Eine Ausnahme scheint die Kranke Jollys darzustellen, die erst eine Amentia in der Laktation, später ein Delir bei Kopfrose überstand. Doch sind die Fälle zu kurz angeführt, um jeden Zweifel an der Art des Zustandsbildes zu beseitigen, zumal die Begriffsbestimmung von Delir und Amentia nicht überall die gleiche ist. Auch im Falle 11 dieser Arbeit traten bei demselben Individuum verschiedenartige Störungen auf: Pat., die 1918 eine hyperkinetisch-akinetische Influenzapsychose überstand, hatte als Kind mehrfach an Fieberdelirien gelitten. Diese Ausnahme dürfte die Regel aber nicht umstoßen; denn das kindliche Gehirn ist der Reaktionsformen der hyperkinetischen Erregung in den meisten Fällen noch nicht fähig[2]), es bevorzugt dagegen weit mehr als das reife Gehirn die Reaktionsform des Delirs. Soweit dies ja noch kleine Material ein Urteil gestattet, darf man sagen, daß die individuelle Bereitschaft zu symptomatischen Psychosen fast immer auch eine Bereitschaft zu ganz bestimmten einzelnen Reaktionsformen und Zustandsbildern darstellt, falls das Alter der Kranken die Vorbedingung der betr. Reaktionsform schon enthält. Ist dies noch nicht der Fall, so reagiert auch das im Sinne der Verwirrtheit oder der hyperkinetischen Erregung veranlagte Gehirn mit der dem Kindheitsalter eigentümlichen Störungsform der Delirien.

Die familiäre Disposition zeigt an den wenigen bisher bekannten Fällen keine so strenge Gleichförmigkeit. Die von Riese mitgeteilten beiden Brüder hatten zwar jeder eine Influenzaverwirrtheit durchgemacht und auch die von Ewald schon erwähnten Schwestern hatten beide an Verwirrtheitszuständen gelitten. Von den Schwestern B. (Fälle 11 und 14 dieser Arbeit) erkrankte dagegen die eine an einem Stupor, die andere an einer hyperkinetisch-akinetischen Psychose. Doch stehen sich diese beiden Bilder ja sehr nahe, da beide durch vordringliche

---

[1]) Bei Ewald heißt es irrtümlich „nach Partus".

[2]) Vgl. hierzu meine Arbeit über die Choreapsychosen; ferner Knauer, Psychosen bei Gelenkrheumatismus, l. c.

psychomotorische Symptome ausgezeichnet sind; auch werden beide oft nacheinander im Laufe derselben Erkrankung angetroffen, indem auf das hyperkinetische ein akinetisches Stadium folgt (so auch bei Fall 11). Andererseits werden die Stuporzustände häufig durch ganz kurze Erregungen eingeleitet (auch bei Fall 14).

Natürlich liegt der Einwand nahe, daß die individuelle und familiäre Bereitschaft zu Infektionspsychosen keine eigenartige Erscheinung sei, sondern in der manisch-melancholischen Anlage aufgehe. Das trifft aber m. E. schon deshalb nicht zu, weil ein Teil dieser Psychosen Zustandsbilder zeigt, die den manisch-melancholischen Erkrankungen fremd sind: die wiederholten Delirien bei Fall f, die Delirien der Kindheit des Falles 11. Auch diejenigen Symptomenkomplexe, die in groben Zügen übereinstimmend sowohl bei manisch-melancholischen Erkrankungen wie bei „periodischen Infektionspsychosen" vorkommen — Verwirrtheit, hyperkinetische Erregung, Stupor — zeigen gewisse feinere Unterschiede. Allerdings wird man bei einem einzelnen Falle, von dem nur das Zustandsbild bekannt ist, gelegentlich im Zweifel bleiben, ob z. B. das gegenwärtige Verwirrtheitsbild eine verworrene Manie oder eine symptomatische Verwirrtheit darstellt. Überblickt man aber eine größere Zahl von Infektionspsychosen und von endogenen verworrenen Manien, endogenen heilbaren Stuporen, endogenen heilbaren hyperkinetischen Erregungen[1]), so zeigt sich doch, daß den dem manisch-melancholischen Formenkreise angehörenden Psychosen mehr Erscheinungen von Ideenflucht oder Denkhemmung, Heiterkeit oder Depression beigesellt sind, während die symptomatischen Psychosen in stärkerem Grade Inkohärenz, Schwererweckbarkeit der Vorstellungen, Desorientierung, Merk- und Auffassungsstörung, Sinnestäuschungen aufweisen. Damit hängt auch der Eindruck der Bewußtseinstrübung zusammen, den die meisten symptomatischen Psychosen hervorrufen (Ewald), ein Eindruck, der übrigens jedesmal in seine Elemente aufgelöst werden muß. Gegen eine Gleichheit zwischen der Bereitschaft zu symptomatischen Reaktionen und der manisch-melancholischen Veranlagung spricht weiter, daß die Bereitschaften zu Infektionspsychosen untereinander verschieden sind (Dispositionen für Delirien, für Verwirrtheit, für hyperkinetische Erregung, für Stupor). Ferner fehlen unter den wiederholt an symptomatischen Psychosen Erkrankten deutliche hypomanische oder depressive Konstitutionen, und keiner dieser Kranken hatte außerhalb seiner Infektionspsychosen schwere endogene Schwankungen depressiver, manischer oder zyklothymer Art durchgemacht. Nur die Kranke des Falles a zeigte leichte mehrtägige depressive Verstimmungen zwischen ihren Infektionspsychosen; angesichts des hysterischen Naturells der Patientin war es aber zweifelhaft, ob es sich um reaktive oder autochthone Verstimmungen gehandelt hatte. Schließlich sind auch in der Familie dieser Kranken keine sicheren manischen und melancholischen Psychosen vorgekommen. Soweit erbliche Belastung — abgesehen von der spezifischen Disposition zu Infektionspsychosen — vorlag, handelte es sich um psychopathische Konstitution oder praeseniledepressive Defektpsychose.

Damit bestreite ich natürlich nicht, daß manisch-depressiv veranlagte Persön-

---

[1]) Vgl. Kleist, Die klinische Stellung der Motilitätspsychosen. Zeitschr. f. d. ges. Neur. u. Psych. (Ref.) 3, 914. 1911, und Schröder, Ungewöhnliche periodische Psychosen. Monatsschr. f. Psych. u. Neurol. 44, Heft 5. 1918.

lichkeiten außer rein endogenen Schwankungen gelegentlich auch Krankheitsanfälle erleiden können, die durch Infektionen ausgelöst sind. Bei den periodisch Manischen und den zirkulär Veranlagten scheint mir das bedeutend häufiger zu sein als bei periodisch Depressiven. In 8 Fällen meiner Beobachtung waren wiederholte verworrene Manien oder hyperkinetische Erregungen teils rein endogen, teils ausgelöst durch Infektionskrankheiten oder fieberhaftes Wochenbett aufgetreten.

Die Grundlage der individuellen und familiären Bereitschaft zu symptomatischen Psychosen dürfte eine labile, leicht störbare Beschaffenheit bestimmter Funktionenkomplexe bzw. bestimmter Substrate als Träger dieser Funktionen sein. Beim gegenwärtigen Stand unseres Wissens muß es dahingestellt bleiben, ob eine solche Labilität nur eine Gehirneigenschaft ist oder ob auch andere Körperorgane, die enge Beziehungen zum Gehirn unterhalten — etwa endokrine Drüsen — diese Labilität verursachen, so wie die Hyperthyreose einen bestimmten nervösen Funktionenkomplex übererregbar macht (Tachykardie, Tremor, Exophthalmus). Wesentlich an der den wiederholten und familiären symptomatischen Psychosen zugrundeliegenden Labilität ist es, daß sie sich nur gegenüber den aus Infektionen hervorgehenden Schädigungen zeigt. Es handelt sich nicht um eine Labilität schlechthin; denn die betreffenden Persönlichkeiten erkranken nicht ebenso leicht an endogenen oder psychogenen Psychosen. Ich[1]) habe früher die „autochthone Labilität" als das Grundwesen der zur erweiterten manisch-depressiven Krankheitsgruppe gehörenden Psychosen hingestellt, eine Labilität, die in anderer Weise spezifisch ist und sich nur gegenüber gewissen uns noch unbekannten, vielleicht innersekretorischen Schädigungen zeigt. Die „reaktive Labilität" wurde demgegenüber als die Grundeigenschaft derjenigen Individuen bezeichnet, die die Neigung besitzen, auf seelische Einwirkungen hin „psychogen" zu erkranken. Nun müssen wir eine dritte, ebenfalls spezifische Empfindlichkeit für infektiöse und verwandte Schädigungen als Kennzeichen der Disposition zu symptomatischen Psychosen den beiden anderen Labilitäten an die Seite stellen („symptomatische Labilität").

Zukünftige Untersuchungen werden festzustellen haben, ob es innerhalb der „symptomatisch-labilen Konstitutionen" noch Verschiedenheiten gibt, indem manche Individuen sich nur gegen infektiöse Hirnschädigungen, andere nur gegenüber Vergiftungen dieser oder jener Herkunft empfindlich erweisen.

Da sich degenerative Veranlagungen verschiedener Art häufig in demselben Menschen vereint finden, so wird es nicht auffallen, wenn die „symptomatische Labilität" gelegentlich mit „reaktiver Labilität" und Hysterie zusammen auftritt, wie im Falle a (Frau Joh.). Vielleicht sind auch die eben besprochenen, vorläufig als manisch-depressiv aufgefaßten Konstitutionen, bei denen ein Teil der Krankheitsanfälle autochthon, ein anderer Teil im Anschluß an Infektionen auftrat, richtiger als Verbindungen von autochthoner und symptomatischer Labilität zu deuten. Auch wenn in einer Familie die einen Glieder an manischdepressiven, die anderen an symptomatischen Erkrankungen gelitten haben, ist an eine Kombination von autochthoner und symptomatischer Labilität zu

---

[1]) Kleist, Die Streitfrage der akuten Paranoia. (Ein Beitrag zur Kritik des manisch-depressiven Irreseins.) Zeitschr. f. d. ges. Neur. u. Psych. 5, 3. 1911.

denken, wie bei den Influenzapsychosen Fall 7 (Patientin ängstlich veranlagt, Schwester Melancholie) und Fall 9 (drei Geschwister Melancholien).

Eine spezifische Disposition zu symptomatischen Psychosen wird zwar mit Sicherheit nur aus dem wiederholten Auftreten solcher Psychosen bei denselben Menschen oder in derselben Familie erkannt werden können, aber sie mag auch bei manchen der einmaligen und in einer Familie isoliert auftretenden symptomatischen Psychosen im Spiel sein. Der betreffende Mensch erkrankt vielleicht bloß deshalb nur einmal an einer symptomatischen Psychose, weil er nur einmal eine schwere Infektionskrankheit durchmacht. Von anderen Personen, die noch in jüngerem Alter stehen, wissen wir nicht, ob sie im späteren Leben von einer weiteren Infektionspsychose verschont bleiben.

Einfluß der Influenza auf andere Psychosen und Neurosen.

Am häufigsten werden endogene Depressionen durch Influenza ausgelöst, auch Verschlimmerung bestehender endogener Depressionen wird beobachtet. Es entspricht das der Vorliebe der Influenza für depressive Störungen überhaupt, dem Vorkommen verhältnismäßig häufiger symptomatischer Influenzadepressionen und der fast regelmäßigen ängstlich-melancholischen Färbung aller Grippepsychosen. Bei der Epidemie 1890/91 hat man zahlreiche, nur durch Influenza ausgelöste Depressionen Zirkulärer und konstitutionell Depressiver zu Unrecht als echte Influenzapsychosen betrachtet (s. S. 20). Nicht weniger als 9mal konnte ich im Winter 1918/19 den auslösenden bzw. verschlimmernden Einfluß der Influenza auf endogene Depressionen beobachten.

Eine 30jährige Pat., die seit 9 Jahren an periodischen halbjährigen leichten Melancholien litt, erkrankte im Anschluß an Influenza an einem neuen Anfall ihres Leidens. Bei 2 weiteren periodischen Depressionen handelte es sich um hypochondrische Depressionen. Eine 4. Kranke hatte vor 15 und vor 3 Jahren je eine hypochondrisch-ängstliche Depression mit Zwangsvorstellungen durchgemacht und erkrankte nun unter den gleichen Erscheinungen nach einem Gripperezidiv. Die 5. und 6. Pat. hatten wiederholt Zwangsdepressionen durchgemacht, die erneut nach Grippe auftraten. Endlich eine 43jährige Frau, die depressiv belastet schon im Jahre 1910 wegen eines depressiven Stupors in der Klinik behandelt worden war und nach Grippe im Oktober 1918 wieder depressiv und weiterhin stuporös wurde. Sie kam — durch Nahrungsverweigerung hochgradig entkräftet — zur Aufnahme und starb hier nach wenigen Tagen. Verschlimmerung einer schon seit 15 Jahren bestehenden leichteren klimakterischen Melancholie sah ich bei einer depressiv belasteten, jetzt 64jährigen Frau. Eine 9. Pat. stand im Klimakterium, als sie an einer Grippe im Herbst 1918 erkrankte; es entwickelte sich darauf eine hypochondrische Depression von sehr langwierigem, noch nicht abgeschlossenem Verlauf. Hier hat die Influenza wohl nur unterstützend beim Ausbruch einer im wesentlichen endogenen klimakterischen Verstimmung mitgewirkt.

Auch bei drei periodisch Depressiven Meyers und bei einer Kranken Meyers, deren Angstmelancholie erst mehrere Wochen nach Influenza zum Ausbruch kam, hatte die Grippe zweifellos nur auslösend gewirkt; ebenso bei mehreren Fällen Pässlers, während ich einige andere Fälle dieser Arbeit als echte symptomatische Psychosen in Anspruch nehmen möchte. Über die „Melancholien" Rieses und Hitzenbergers ist ohne nähere Angaben kein Urteil möglich.

Auslösung von Manien ist offenbar viel seltener. Ich habe das nie beobachtet. Ein Fall von Notkin ist vielleicht so zu deuten. Von den vier „Manien" Pässlers kann m. E. der Fall 8 und noch sicherer der Fall 12 als hyperkinetisch-akinetische Influenzapsychose aufgefaßt werden. In **Pässlers** Fällen 9, 10 und 11 lagen keine reinen Manien, sondern zirkuläre Psychosen vor; wobei in Fall 10 unmittelbar auf die Grippe nicht die manische, sondern die melancholische Pnase folgte. Eine zirkuläre Psychose, deren einer Anfall durch Influenza ausgelöst wurde, beschreibt auch **Hitzenberger**. Auch während der vorletzten Influenzaepidemie sind einzelne durch Grippe ausgelöste Manien mitgeteilt worden (**Specht, Snell**).

Psychopathische Veranlagungen und psychogene Erkrankungen erfahren unter der Einwirkung der Influenza zuweilen eine Verstärkung. Ein Neurastheniker meiner Beobachtung litt mehrere Wochen nach einer Grippe an vermehrten neurasthenischen Beschwerden. Eine Hysterika, die schon früher Schreikrämpfe gehabt hatte, bekam nach Influenza einen verbreiteten Tic, der erst in einigen Wochen schwand. Ebenso verschlimmerte sich eine klimakterielle Hysterie mit vielen hypochondrischen Beschwerden und eine hypochondrisch-depressive traumatische Neurose. **Ladame** sah bei leicht psychopathischen Grippekranken Widerspenstigkeit, Gleichgültigkeit, Ängstlichkeit und hysterische Symptome hervortreten. Hysterische Erscheinungen bei 5 Psychopathen beschreibt **Meyer** (darunter einen Ganser-Zustand). Von der Verschlimmerung eines **alkoholistischen Eifersuchtswahns** nach Grippe berichtet **Ladame**.

Die Beziehungen der **endogenen Verblödungen** zur Influenza sind nach meinen Erfahrungen viel dürftiger als die der endogenen gutartigen Psychosen. Eine schon erwähnte 23jährige Dementia-praecox-Kranke erkrankte im Anschluß an Grippe und wurde zuerst für eine Influenzapsychose gehalten. Sie ist jetzt — nach mehr als einem Jahr — ruhiger, aber hochgradig inkohärent, paralogisch, halluziniert viel, ist zeitweise stuporös, negativistisch, impulsiv, grimassiert. Die anfängliche Fehldiagnose beruhte darauf, daß die Kranke zuerst eine traumhafte Desorientierung in Ort und Zeit ähnlich der symptomatischer Delirien und Dämmerzustände darbot. Gegen Influenzapsychose hätten schon im Beginn die für Influenzapsychosen sehr ungewöhnliche manische Färbung und die gleich anfangs besonders hochgradigen Paralogien sprechen können. Auch bei einer 40jährigen Frau, die mit Angst, Phonemen und unklaren Eigenbeziehungen erkrankte, aber bald in einen katatonischen Stupor verfiel, war anfangs an Influenzapsychose (Halluzinose) gedacht worden, da die Krankheit mit Grippe begonnen haben sollte und Patientin die ersten Tage in der Klinik fieberte. Es stellte sich aber heraus, daß die ersten Krankheitszeichen schon vor der Grippe aufgetreten waren. Die Kranke war auch stets orientiert, hatte keine Auffassungs-, Merk- und Denkstörungen wie die eigentlichen Influenzapsychosen. Das Hervortreten von Stupor und Negativismus sicherte vollends die Diagnose der Katatonie; Patientin befindet sich nach $^3/_4$ Jahren noch in der Klinik. Von den 36 in die Zeit vom 1. Oktober 1918 bis 31. März 1919 aufgenommenen Dementia-praecox-Kranken wurde sonst nur zweimal in der Vorgeschichte von Influenza berichtet. Ein Soldat sollte im Felde im Anschluß an Grippe erkrankt sein; doch ließ sich der Zusammenhang nicht klarstellen, da die militärischen Krankenblätter nicht zu erhalten waren. Eine Katatonische mit periodischem Krankheitsverlauf, die schon 10 mal in der Klinik gewesen war, war nach Grippe zu Hause unruhiger geworden und mußte deshalb wieder aufgenommen werden. Ob die

Grippe wirklich die Ursache der erneuten Verschlimmerung war, wie in einem
Falle Rieses, steht dahin. Auch in Wien (Hitzenberger) wurde nur sehr
selten Dementia praecox durch Influenza ausgelöst (2 Fälle gegenüber 45 symptomatischen Psychosen). Demole führt zutreffend aus, daß die Grippeepidemie
keine Zunahme der Erkrankungen an Dementia praecox bewirkt habe. Diese
Feststellungen stehen jedoch im Gegensatz zu den Befunden anderer Beobachter.
Ladame sah 3 mal Katatonie nach Grippe ausbrechen; 4 weitere Kranke,
die kurz vor oder nach einer Entbindung an Grippe erkrankten und danach psychotisch wurden, schienen sich auch im Sinne einer Dementia praecox weiter-
zuentwickeln, doch war noch keine sichere Entscheidung möglich. Meyer berichtet von nicht weniger als 15 durch Influenza ausgelösten Erkrankungen an
Dementia praecox, während er nur 4 manisch-depressive Erkrankungen nach
Grippe beobachtete — gegenüber 13 eigentlichen Influenzapsychosen. Der zeitliche Zusammenhang mit Influenza ist aber nicht in allen Fällen gesichert.

Fall 31 hatte schon 2 Jahre vor der neuerlichen Erkrankung eine Depression (nach
Ermordung ihres Mannes) durchgemacht. Bei 4 Kranken (35, 37, 38, 43), die sämtlich nach
kürzerer Zeit genasen, halte ich die Diagnose Dementia praecox nicht für zweifelsfrei. Die
Kranke 35 war vorübergehend verwirrt, desorientiert, erregt, halluzinierte, dann verhielt
sie sich bewegungsarm und abweisend. Es könnte sich wohl um eine verworrene Erregung
mit folgendem leichten Stupor nach Art meiner Fälle 11 und 12 gehandelt haben. Fall 37
erkrankte nach Grippe an einem kurzdauernden verworrenen und vielleicht hyperkinetischen
Erregungszustande. Religiös-expansive Ideen, die Pat. schon einige Tage vor Ausbruch
der Erregung geäußert hatte, behielt er nach Ablauf derselben bei. Meyer ist selbst im
Zweifel, ob dies „Festhalten an den Grundsätzen der apostolischen Gemeinde" als krankhaft
zu bewerten sei. Die akute, vorübergehende Erregung könnte wohl auch eine symptomatische Psychose vom Charakter meines Falles 9 gewesen sein. Fall 38 ist vielleicht eher
als eine durch Grippe ausgelöste Zyklothymie aufzufassen. Bei Fall 45 endlich hält Meyer
selbst es für möglich, daß eine symptomatische Psychose (verworrene Erregung) mit Residualwahn vorgelegen habe. Auch nach Abzug dieser 5 Fälle bleibt die Zahl der durch die Influenza ausgelösten Schizophrenien (10 Fälle) gegenüber meinem Material von nur 2 Kranken
auffällig hoch.

Auch aus der Breslauer Klinik beschreibt Thiel 5 zweifelfreie Katatonien,
die kurz nach Influenza auftraten, denen er nur 2 echte symptomatische Psychosen gegenüberstellen kann. Nicht genügend begründet erscheint es mir, wenn
Notkin von seinen beiden Verwirrtheitszuständen (Fälle 2 und 3) annimmt,
es seien ausgelöste Schizophrenien („macht immerhin den Eindruck einer latenten
Schizophrenie", „sieht latent schizophren aus"). Pässler bringt aus der Tübinger
Klinik 5 sichere, ungeheilt gebliebene Fälle von Dementia praecox, die im
Gefolge von Grippe aufgetreten waren; doch ist bei zweien derselben (Fälle 16
und 20) der zeitliche Zusammenhang zwischen Influenza und Ausbruch der Psychose nicht recht klar. Zwei weitere „Katatonien" Pässlers (Fälle 13 und 15),
die völlig genasen, scheinen mir echte symptomatische Psychosen, und zwar
hyperkinetische Erregungen mit folgendem Stupor gewesen zu sein; zugleich
bestanden Desorientierung, Halluzinationen, späterer Erinnerungsverlust für die
Psychose. Hier dürften die psychomotorischen Symptome prognostisch überschätzt worden sein. Einer Mitteilung von Prof. Wilmanns entnehme ich, daß
in Heidelberg die meisten der zur Zeit der Influenzaepidemie beobachteten Psychosen nicht das Gepräge der Influenzapsychosen trugen, sondern als akute
Katatonien diagnostiziert wurden. Die Häufigkeit der Influenza in der Vor-

geschichte verschiedener Psychosen, besonders bei Dementia praecox, wird auch in der Auskunft der Münchener Klinik hervorgehoben.

Wenn wirklich die Influenza eine besondere Neigung hätte, Dementia praecox auszulösen, so müßte das überall beobachtet worden sein. Ich möchte daher annehmen, daß in vielen Fällen — z. B. bei der Mehrzahl der Kranken Meyers und Thiels — nur zufällig der Ausbruch einer Dementia praecox mit der Erkrankung an der damals so verbreiteten Grippe zusammentraf.

Bei der Influenzaepidemie 1890/91 sind die ungeheilt gebliebenen Influenzapsychosen offenbar endogene Verblödungen gewesen, die zufällig während einer Grippe ausbrachen oder durch sie ausgelöst waren. Dahin gehört auch ein Teil der „Pseudoinfluenzapsychosen" Kirns.

Auslösung von Epilepsie kommt nur in Betracht bei dem Fall 1 von Riese; die Kranke hatte vor 25 Jahren als junges Mädchen an epileptischen Anfällen gelitten und erkrankte bei Grippe an wiederholten Dämmerzuständen mit epileptiformer Erregung; beim zweiten Dämmerzustande traten auch epileptische Anfälle auf.

Anton sah beginnende Paralyse sich nach Influenza rascher entwickeln (briefliche Mitteilung).

In einem Falle Meyers (Fall 10) wurde der Ausbruch einer senilen Demenz durch Influenza beschleunigt.

Fieberhafte Erkrankungen wirken bekanntlich zuweilen auch günstig auf eine bestehende Geisteskrankheit. Eine Dementia praecox Meyers besserte sich nach Influenza. Auch das ist bei der Epidemie der Jahre 1890/91 schon beobachtet worden. Specht sah zwei aufgeregte Katatoniker sich während einer Grippe beruhigen. Roller und Metz berichten von Heilung einer „Paranoia" durch Influenza. Eine schon über ein Jahr dauernde symptomatische Psychose meiner Beobachtung (hyperkinetische Erregung mit nachfolgendem Stupor) bei fieberhafter Nephritis, besserte sich unmittelbar nach einer Grippe auffällig rasch und konnte in kurzem geheilt entlassen werden. Die Kranke, über die in einer eigenen Veröffentlichung berichtet werden soll, ist bisher über ein Jahr lang gesund geblieben.

Ergebnisse.

1. Die Influenza führte auch bei der Epidemie 1918/19 verhältnismäßig häufig zu psychischen Störungen. Angesichts der pandemischen Verbreitung der Seuche ist aber die bisher bekannt gewordene Zahl von etwa 100 Fällen nicht übermäßig groß und bleibt hinter der Häufigkeit der Typhuspsychosen und der Beteiligung der Psyche bei der infektiösen Chorea zurück. Es scheinen geographische Verschiedenheiten vorgelegen zu haben in der Art, daß Influenzapsychosen in den südlichen Rand- und Nachbargebieten Deutschlands (Deutschösterreich, Schweiz, südliches Baden) und in den Küstengebieten an der Ost- und Nordsee zahlreicher beobachtet wurden. Im einzelnen Falle standen Auftreten und Grad der psychischen Störung nicht im Verhältnis zur Schwere der körperlichen Erkrankung. Die Influenzapsychosen bevorzugten — wie die Influenza überhaupt — das mittlere Lebensalter, besonders das Alter zwischen dem 31. und 40. Lebensjahr.

2. Die Influenzapsychosen sind überwiegend toxische Enzephalopathien, bei denen schwere und ausgedehnte Nervenzellveränderungen vorliegen; ver-

einzelt liegt ihnen eine leichte diffuse Meningoenzephalitis zugrunde, worauf im klinischen Bilde leichte meningitische Zeichen und Herdsymptome hinweisen. Leichte oder schwere neuritische Erscheinungen sind mehr als einem Drittel der Influenzapsychosen beigesellt. Die den Influenzapsychosen zugrunde liegenden Hirnschädigungen sind vorübergehende ausgleichbare Störungen und haben in keinem Falle als solche den Tod herbeigeführt, der vielmehr auf die Wirkung von Pneumonie, Nephritis oder, wie bei drei eigenen Fällen, auf Ruhr zu beziehen war. Ausgang in chronische Psychosen oder Defektzustände ist nicht erwiesen. Frühere Beobachtungen dieser Art (Kirn) dürften Fehldiagnosen gewesen sein.

3. Die Influenzapsychosen traten, wie bei der letzten Influenzaepidemie und entsprechend der psychischen Beteiligung bei anderen Infektionskrankheiten, als grippöse und etwas häufiger als postgrippöse Störungen auf (Verhältnis 8 : 11). Die Dauer schwankte in weiten Grenzen zwischen 3 Tagen und 6 Monaten, wobei die langdauernden — d. h. die über 30 Tage sich erstreckenden — überwogen (11 : 8). Die grippösen Psychosen nehmen gewöhnlich einen kurzen, die postgrippösen meist einen längeren Verlauf. Bei den postgrippösen Psychosen spielt die persönliche oder erbliche Veranlagung eine größere Rolle als bei grippösen Erkrankungen. Es ergab sich im einzelnen, daß die Bedeutung der Veranlagung stetig stieg mit der Entfernung des Beginns der Psychose von der Höhe der körperlichen Erkrankung. Im Symptomenbilde der grippösen und der postgrippösen Psychosen bestanden keine durchgreifenden Unterschiede; doch waren Delirien und Halluzinose häufiger unter den grippösen Erkrankungen, Dämmerzustände, Verwirrtheit, hyperkinetisch-akinetische Formen und Depressionen häufiger bei den postgrippösen Fällen.

4. Unter den Symptomenbildern der Influenzapsychosen überwiegen die heteronomen Bilder — Dämmerzustände und Delirien — bedeutend gegenüber den homonomen (14 : 5). Das bestätigt einerseits Bonhöffers Lehre von den Prädilektionstypen der symptomatischen Hirnschädigung, zeigt aber andererseits, daß auch homonome Bilder stärker, als nach Bonhöffer zu erwarten wäre, unter den Grippepsychosen vorkommen, was bei Berücksichtigung der leichteren symptomatischen Störungen auch für die anderen Infektionspsychosen zutreffen dürfte. Bei Abwesenheit manischer und paranoischer Verstimmungen sind es gerade die von Bonhöffer sonst vermißten depressiven Zustände verschiedener Prägung, die bei Grippepsychosen beobachtet wurden. Die schon bei der vorletzten Epidemie vermerkte Vorliebe der Influenza für depressive Krankheitsbilder zeigt sich ferner daran, daß auch die heteronomen Zustände überwiegend ängstlich, melancholisch, hypochondrisch gefärbt waren und zuweilen depressive Nachstadien hinterließen; ferner in der Neigung der Influenza, endogene Depressionen bei entsprechender Veranlagung auszulösen. Die Influenza beweist von neuem, daß jede Infektion doch auch ihre spezifischen Besonderheiten auf psychischem Gebiet hat.

5. Bei der Beschreibung der verschiedenen Zustandsbilder wurde versucht — trotz Anerkennung der Übergänge — die einzelnen Syndrome möglichst genau zu umschreiben. Die Einordnung der verschiedenen Fälle wurde daraus wesentlich anders als in den Veröffentlichungen des Jahres 1890/91 und mußte auch von mancher noch heute geübten Zuteilung abweichen. Es betraf das

besonders die Abgrenzung des deliranten Zustandes, die Aufstellung der hyperkinetischen Erregung gegenüber den enger gefaßten Verwirrtheitszuständen und die Auffassung der epileptiformen Erregung als eines nur besonders gearteten Dämmerzustandes.

6. Influenzapsychosen und andere Infektionspsychosen entstehen zu einem Teil unter Beihilfe verschiedenartiger Konstitutionsanomalien, wie Imbezillität, psychopathische Veranlagung u. ä. Es gibt außerdem aber eine spezifische Veranlagung zu Infektionspsychosen, die vorzugsweise individuell, zuweilen aber auch familiär (bei Geschwistern) auftritt. Eigene und fremde Beobachtungen aus dem Bereich der Influenzapsychosen, sowie aus verschiedenen anderen Infektionen, konnten zum Belege beigebracht werden. Infolge einer solchen Veranlagung treten scheinbare periodische Psychosen auf, die in Wirklichkeit wiederholte symptomatische Psychosen auf dem Boden einer spezifischen Disposition zu infektiösen Gehirnschädigungen sind. Es gibt anscheinend getrennte Dispositionen zu Delirien, Verwirrtheitszuständen, hyperkinetischen Erregungen und Stuporzuständen. Außer der schon bekannten konstitutionellen „autochthonen Labilität" der manisch-depressiven Krankheitsgruppe und der „reaktiven Labilität" der Hysteriker und der zu psychogenen Psychosen Disponierten, muß man daher noch die dritte Art der „symptomatisch-labilen" Konstitution anerkennen.

7. Die Influenza hat die besondere Neigung, bei entsprechender persönlicher oder familiärer Veranlagung endogene Depressionen auszulösen. Ihr auslösender Einfluß auf andere Erkrankungen, besonders auf Dementia praecox, tritt dagegen zurück.

Literatur über Influenzapsychosen.

Epidemie 1918/19.

1. Bödler, Psychische Störungen im Verlauf von Influenza. Inaug.-Diss. Kiel 1918.
2. Demole, De la symptomatologie des psychoses post-grippales. Korrespondenzbl. f. Schweiz. Ärzte 1919, Nr. 39.
3. Dörbeck, Die Influenzapandemie 1918. Dtsch. med. Wochenschr. 45. Jahrg., Nr. 27.
4. Franke, Pupillenstörung nach Grippe. Münch. med. Wochenschr. 1919, Nr. 18.
5. Groß u. Pappenheim, Zur Frage der durch die Grippe verursachten Nervenschädigung mit Berücksichtigung des Liquorbefundes. Wien. klin. Wochenschr. 1919, Nr. 15. Ref. Neurol. Centralbl. 1919, S. 538.
6. Gröger, Med. Klin. 1919, Nr. 30, S. 741.
7. Hitzenberger, Psychosen nach Grippe. Monatsschr. f. Psych. u. Neur. 46, Heft 5. 1919.
8. Huisken, Zerebrale Herderkrankungen bei Typhus und Influenza usw. Monatsschr. f. Psych. u. Neurol. 47, Heft 6. 1920.
9. Klare, Neuritis und Polyneuritis bei Grippe. Inaug.-Diss. Rostock 1920.
10. Kleist, Psychische und nervöse Störungen bei Influenza. Neurol. Centralbl. 1919, Nr. 2.
11. Ladame, La grippe et ses complications mentales. Korrespondenzbl. f. Schweiz. Ärzte 1919, Nr. 20.
12. Meyer, Psychosen und Neurosen nach Grippe. (Manuskript.)
13. Notkin, Die Grippe als auslösendes Moment von Psychosen. Korrespondenzbl. f. Schweiz. Ärzte 1918, Nr. 50.
14. Päßler, Erkrankungen des Nervensystems bei Grippe, mit besonderer Berücksichtigung der Psychosen. Inaug.-Diss. Tübingen 1919.
15. Riese, Psychische Störungen nach spanischer Grippe. Neurol. Centralbl. 1918, Nr. 21.
16. v. Rad, Über psychische Störungen nach Influenza. Vortr. Münch. med. Wochenschr. 1919, S. 887.
17. Siemerling, Vortr. Berl. klin. Wochenschr. 1919, Nr. 22.
18. Thiel, Psychosen nach Grippe. Inaug.-Diss. Breslau 1919.
19. Weber, Psychische Störungen bei der Grippeepidemie. Dtsch. med. Wochenschr. 1918, Nr. 52.

Epidemie von 1890/91.

1. Ewald (Berlin), Dtsch. med. Wochenschr. 1890, Nr. 4.
2. Kirn, Die nervösen und psychischen Störungen der Influenza. Sammlung klin. Vorträge, herausg. von R. v. Volkmann. Innere Medizin 5. Leipzig 1890—93. Dort ausführl. Literaturangaben.
3. Krause, Zwei Fälle von Nachkrankheiten nach überstandener Influenza. Neurol. Centralbl. 1890, Nr. 7.
4. Kraepelin, Über Psychosen nach Influenza. Dtsch. med. Wochenschr. 1890, Nr. 11.
5. Lehr, Nervöse Erschöpfungszustände nach Influenza. Dtsch. med. Wochenschr. 1890, Nr. 41.
6. Metz, Heilung einer Paranoia nach Influenza. Neurol. Centralbl. 1890, S. 201.
7. Mispelbaum, Über Psychosen nach Influenza. Allg. Zeitschr. f. Psych. 47, Heft 1.
8. Schmitz, Über die Geistesstörungen nach Influenza. Allg. Zeitschr. f. Psych. 47, Heft 3/4.
9. Snell, Die Influenzaepidemie der Hildesheimer Anstalt. Allg. Zeitschr. f. Psych. 47, Heft 3/4.
10. Solbrig, Neurosen und Psychosen nach Influenza. Neurol. Centralbl. 1890, Nr. 11.
11. Specht, Influenza in der Erlanger Anstalt. Münch. med. Wochenschr. 1890, Nr. 8.
12. Becker, Fall von Geisteskrankheit nach Influenza. Neurol. Centralbl. 1890, Nr. 6.